全国中医药行业高等教育"十四五"创新教材

# 常用中药识记实训教程

（供中医学、中药学和中西医临床医学专业用）

主　编　张一昕　王　茜

U0340119

全国百佳图书出版单位
**中国中医药出版社**
·北京·

图书在版编目（CIP）数据

常用中药识记实训教程/张一昕，王茜主编 . —北京：中国中医药出版社，
2021.9

全国中医药行业高等教育"十四五"创新教材

ISBN 978 - 7 - 5132 - 6449 - 5

Ⅰ.①常…　Ⅱ.①张…②王…　Ⅲ.①中药学—高等学校—教材

Ⅳ.① R28

中国版本图书馆 CIP 数据核字（2020）第 193953 号

中国中医药出版社出版

北京经济技术开发区科创十三街 31 号院二区 8 号楼

邮政编码　100176

传真　010-64405721

河北品睿印刷有限公司印刷

各地新华书店经销

开本 787×1092　1/16　印张 13.75　字数 304 千字

2021 年 9 月第 1 版　2021 年 9 月第 1 次印刷

书号　ISBN 978 - 7 - 5132 - 6449 - 5

定价　69.00 元

网址　www.cptcm.com

服 务 热 线　010-64405720

购 书 热 线　010-89535836

维 权 打 假　010-64405753

微信服务号　zgzyycbs

微商城网址　https://kdt.im/LIdUGr

官 方 微 博　http://e.weibo.com/cptcm

天猫旗舰店网址　https://zgzyycbs.tmall.com

如有印装质量问题请与本社出版部联系（010-64405510）

全国中医药行业高等教育"十四五"创新教材

## 《常用中药识记实训教程》编委会

# 编写说明

中药学是中医学、中药学和中西医临床医学各专业的重要专业基础课，其上接中医基础理论、中医诊断学，下连方剂学及临床各学科，是一门实践性强、涉及面广、信息量大的桥梁学科。但在实际教学过程中，由于该课程需要掌握的中药数量多，内容庞杂，容易混淆，往往使学生感到难学难记。为了提高学生的学习兴趣和积极主动性，转变教学理念，增加实践教学环节至关重要。《常用中药识记实训教程》旨在引入新的教育理念，强调以学生为本，充分结合中医药教育教学一线教师的反馈意见，加强实用性，突出创新意识，激发学习者的创造性思维，探索个性化教育，通过课堂讲授与课外实践结合、中药理论知识和形态学结合、传统理论与现代研究结合等方式，以提高学生认识中药、掌握中药和应用中药的能力，是中药学理论教学的有益补充。

本教材包括总论、各论、附篇三部分。总论介绍了中药资源及药用部位、药用植物的基础知识、中药饮片常用鉴别方法、中药饮片炮制方法、中药饮片的贮藏与养护、中药的功效六部分内容。各论参照全国中医药行业高等教育"十四五"规划教材《中药学》目录，共收载常用药物150味，按主要功效进行章节药物的编排，共分为十八章，分别是解表药、清热药、泻下药、祛风湿药、化湿药、利水渗湿药、温里药、理气药、消食药、驱虫药、止血药、活血化瘀药、化痰止咳平喘药、安神药、平肝息风药、开窍药、补虚药、收敛固涩药。每味药均介绍其来源、性味归经、功效与主治，并附植物或饮片特征歌诀，其中植物形态鉴别主要介绍产地及植物形态，饮片鉴别主要介绍炮制品种、炮制方法及饮片特征。为便于学习，多数中药附药用植物及饮片实物彩图，色泽形态真实，鉴别特征突出。

附篇主要介绍相似中药功效鉴别，将临床常用易混淆药物进行分类对比，归纳为药性功效相近药物的比较（44组）、同出一物的药物比较（17

组）、名称相似而功用不同药物比较（17组）、治疗相同病证或症状的药物性能比较（11组）四部分内容。每组药均凝练了相同点及不同点，希望这种归纳总结的方法有助于同学们理解、记忆，并能有效指导临床用药，为今后中医临床课程的学习打下良好基础。

本教材能够顺利完成，得益于各位参与者的辛勤努力和无私奉献，也得益于河北中医学院中药学一流学科的建立、中药学实验示范中心、中药学重点学科的支持与资助。在教材的编写过程中，河北中医学院教务处及药学院的领导、老师们给予了极大的支持。另本教材在编撰过程中参考了《中华人民共和国药典·一部》（2020版）、《中药炮制学》（全国中医药行业高等教育"十三五"规划教材）、《药用植物学》（全国中医药行业高等教育"十三五"规划教材）以及北京中医药大学临床中药教研室钟赣生、张建军教授主编的《中药饮片辨识基本技能实训》等书籍。在此，谨以本教材的付梓向所有支持中医药教育的专家、学者致以崇高的敬意！希望本教材的出版，能够对中医药人才的培养起到积极的推动作用。

本教材主要供高等中医药院校中医学、中药学、中西医临床医学专业本科生使用，对从事中医药教学、科研、医疗、生产经营及管理工作者亦有参考和实用价值。需要指出，尽管本教材的编写者及参与者竭尽全力，精益求精，教材仍有一定的提升空间，敬请广大师生提出宝贵意见和建议，以便修订和提高。

《常用中药识记实训教程》编委会

2021 年 8 月

# 目 录

# 总 论

# 第一章 中药的资源

## 一、中药资源概述

我国幅员辽阔，地形复杂，气候条件多样，有着丰富的中药天然资源。中药资源是中药产业和中医药事业发展的重要物质基础，是国家的战略性资源，中医药的传承和发展全靠丰富的中药资源支撑，主要包括植物药资源、动物药资源、矿物药资源。既往我国经历了三次中药资源普查，在 1983～1987 年第三次中药资源普查结束后，我国中药资源种类达 12807 种。近年来，随着人们健康观念的变化，尤其新医改的深入推进，中医药需求急剧增加，出现中药材假冒伪劣、价格剧烈波动，一些野生药材日益濒危等现象。自第三次中药资源普查后 20 多年间中药产业快速发展，中药资源种类、分布和应用等均发生了巨大的变化。因此，国家中医药管理局组织开展第四次全国中药资源普查，从 2008 年 12 月开始筹备，于 2011 年组织开展普查试点工作，目前已在全国 31 个省的 922 个县，组织开展全国中药资源普查试点工作，发现可药用资源 1.3 万余种。第四次中药资源普查有助于合理保护、开发和利用中药资源，有助于促进中药资源的可持续利用，满足人民群众健康对中医药服务的需求。

## 二、中药的药用部位

中药主要来源于天然药及其加工品，包括植物药、动物药、矿物药，以及部分化学、生物制品类药物。中药饮片则是原植物、动物、矿物的某一部分及其加工产物。一般来说，植物类药材多用根、根茎、茎、叶、花、果实、种子、皮、全草、树脂、孢子、菌核入药，同一植物可以不同部位入药，如桑叶、桑枝、桑白皮、桑椹均来源于桑科植物桑的不同部位，用药部位不同功效有别。动物类药材可用动物某一部分入药如分泌物、病理产物、排泄物、骨骼、贝壳、甲壳、内脏、角类、加工品等，也可用动物整体或去内脏的整体入药。矿物类药材主要是原矿物、矿物加工品、动物化石。在进行中药饮片鉴别时，首先要区分药物的用药部位，因此必须明确各部位的定义，掌握其特征，以免张冠李戴。

**1. 根及根茎类中药**　此类中药入药部位为根、根茎、根及根茎。根与根茎是两种不同器官，但均属地下部分。其中没有节和节间，不生叶、叶芽、花芽的部位为根；具有节和节间，能生叶、叶芽、花芽的部位为根茎。根类药材多为圆柱形、长圆锥形或纺锤形等，表面常有纹理、横纹或纵纹，如甘草、何首乌、麦冬等。根茎类中药包括根状茎、块茎、球茎及鳞茎等。其中根状茎多呈结节状圆柱形，常具分枝，纺锤形或不规则团块状或拳形团块。块茎呈不规则块状或类球形，肉质肥大，如天麻、半夏等。球茎呈球形或扁球形，肉质肥大，如山慈菇等。鳞茎呈球形或扁球形，有肉质肥厚的鳞叶和顶芽，如川贝母等。

**2. 茎木类中药**　此类中药入药部位多为木本植物的茎及木材，其中茎类药材多呈圆柱形和扁圆柱形，有的扭曲，包括：藤茎，如鸡血藤等；茎枝，如桂枝等；茎刺，如皂角刺等；茎髓，如通草等；茎的翅状附属物，如鬼箭羽等。木类中药多呈不规则的块状、厚片状或长条状，又分为边材和心材。边材形成较晚，含水分较多，颜色稍浅；心材形成较早，位于木质部内方。木类中药多用心材，如沉香等。

**3. 皮类中药**　此类中药入药部位为植物周皮、皮部、韧皮部，多为木本植物茎的干皮，少数为根皮或枝皮。药物商品有树皮、茎皮和根皮之分。由粗大老树上剥的皮，大多呈长条状或板片状；枝皮多呈细条状或卷筒状；根皮呈短片状或短小筒状。皮类药材的弯曲常用以下术语描述：①反曲：皮片向外表面卷曲，如石榴树皮；②槽状或半管状：皮片向内卷曲呈半圆形，如合欢皮；③管状或筒状：皮片向内卷曲呈管状，如牡丹皮；④单卷状：皮片向一侧卷曲，以致两侧重叠，如肉桂；⑤双卷筒状：皮片两侧分别向内卷曲呈筒状，如厚朴。

外表面多为灰黑色、灰褐色、棕褐色或棕黄色等，有的常有斑片状的地衣、苔藓等物附生。有的常有片状剥离的落皮层和纵横深浅不同的裂纹，有时亦有各种形状的凸起物。内表面一般较平滑或具粗细不等的纵向皱纹或网状皱纹，颜色不一，有些含油的皮类中药，可刻划出现油痕，并有特殊气味，如肉桂。

**4. 叶类中药**　此类中药主要以植物叶片或带枝梢的部位入药。叶类中药因质地大多较薄，经炮制、运输后一般会皱缩或破碎，观察特征时需用水湿润展开后才能识别。需要观察叶片性状、大小、长度、宽度、叶缘、叶基、叶片表面情况、叶脉类型、叶片质地、叶柄、叶稍以及托叶情况等。含有挥发性成分的中药，还可通过气味来辨别。

**5. 花类中药**　此类中药主要以植物花朵入药，包括花蕾、花柱、柱头、雄蕊、花托、花粉等。如红花、藏红花、金银花、蒲黄等。花类中药多干缩、破碎，常呈圆锥状、棒状、团簇状、丝状或粉末状等，并有明显的颜色和香气。

**6. 果实、种子类中药**　此类药材是以植物的果实或种子入药。果实类中药多为成熟、近成熟或未成熟的果实，如五味子、吴茱萸、乌梅、枳实；有的为果实的一部分，如山茱萸、陈皮、瓜蒂、柿蒂、橘络等；少数为整个果穗，如桑椹。鉴别时需注意形状、大小、颜色、表面特征、质地及气味等。

种子类中药多采用完整的成熟种子，包括种皮和种仁两部分。种仁又包括胚乳和胚。少数为种子的一部分，有的用假种皮，如龙眼肉；有的用种皮，如绿豆衣；有的用种仁，如肉豆蔻；有的用去子叶的胚，如莲子心；有的用发芽的种子，如大豆黄卷；还有的用发酵加工品，如淡豆豉等。鉴别时需要注意观察种子的形状、大小、颜色、表面纹理、种脐、合点、胚乳、子叶是否发达等。

**7. 全草类中药** 此类中药通常是以植物全体或地上部分入药。大多为草本植物地上部分的茎叶，如广藿香等；有的为带根或根茎的全株，如蒲公英等；有的为带花或果实的地上部分，如荆芥等。还有少数为小灌木的草质茎，如麻黄；或小灌木，如平地木；或常绿寄生小灌木，如槲寄生；或草质茎，如石斛等。

**8. 藻菌地衣类中药** 藻类中药绝大多数是水生，目前常用的中药主要为褐藻类，植物体由于含大量的胡萝卜素和数种叶黄素常呈绿褐色至深褐色，如昆布、海蒿子等。

药用菌类多以真菌为主，药用部分主要是它们的菌核和子实体。其中菌核是真菌为了渡过不良环境，菌丝相互紧密地缠结成一种坚硬的休眠体，如茯苓、猪苓以菌核入药；子实体是高等真菌在生殖时期形成的具有一定形态和结构，能产生孢子的菌丝体，如马勃、灵芝以子实体入药。

地衣类中药是藻类与真菌共生的复合体，与藻类共生的真菌绝大多数为子囊菌，少数为担子菌；藻类主要是蓝藻及绿藻。地衣的形态主要分为壳状、叶状、枝状，如松萝。

**9. 树脂类中药** 此类中药主要以植物体所分泌的树脂入药。树脂多存在于植物体内的细胞组织与分泌组织的间歇中，在植物体的根、茎、叶、种子等部位均可产生树脂。根据产生的方式不同，可分为正常代谢产物和非正常代谢产物。正常代谢产物是植物体在生长发育过程中所产生的，如血竭、阿魏酸等；非正常代谢物是植物体受到侵害损伤后才产生的分泌物，如安息香、苏合香等；有的植物受到机械损伤后，也会产生树脂，如松树等。收集树脂时，可在切口处插竹片或引流树脂导入接收容器中。

药用树脂中常混有挥发油、树胶及游离的芳香酸等成分，因此根据所含主要化学成分的不同，通常将树脂分为 5 类：单树脂、胶树脂、油树脂、油胶树脂、香树脂。

**10. 动物类中药** 此类中药是以动物的全体、部分器官、生理或病理产物以及动物体的加工品等入药。

（1）整体入药：动物全体干燥后入药。如蜈蚣、全蝎、水蛭等。除去内脏的动物体干燥后入药，如地龙、蛤蚧、蕲蛇等。

（2）动物体的某一部分入药：包括角类、鳞甲类、骨类、贝壳类、脏器类等。如鹿茸、龟甲、豹骨、石决明、鸡内金、海狗肾等。

（3）动物的生理产物入药：包括动物腺体的分泌物，如麝香、蟾酥等；动物的排泄物，如蚕沙、五灵脂等；另有蝉蜕、蛇蜕、蜂房、蜂蜜等其他产物。

（4）动物的病理产物入药：主要是动物因患某种疾病的产物，如牛黄、僵蚕、猴枣、马宝、狗宝等。

（5）动物的加工品入药：即动物某一部位的加工产物，如阿胶、鹿角胶、血余炭等。

**11. 矿物类中药**　此类中药是以天然矿石、矿石加工品，以及动物或动物骨骼的化石入药，如朱砂、芒硝、龙骨等。

此外，还有一些中药以孢子、虫瘿或植物某一或某些部位的提取加工品入药的，如海金沙以成熟孢子入药、五倍子以虫瘿入药、芦荟以汁液浓缩干燥物入药等。

# 第二章　药用植物基础知识

目前世界上已知的药用生物有 25 万种，我国已知的中药资源有 12807 种，其中药用植物 11146 种（包括亚种、变种或变型 1208 种），分属于 383 科、2313 属，约占总数的 87%。植物类药材品种繁多，来源复杂，加之我国各地用药历史、习惯的差异，同名异物、同物异名现象十分严重，直接影响了中药的安全性和有效性。作为一名临床中医师，掌握一些药用植物学和中药学基本知识，具备基本的药用植物辨认能力和中药饮片鉴别技能，不仅可以保证临床中药应用的准确和安全，还有助于挖掘身边潜在的药用植物资源。

## 第一节　根

根是维管植物适应陆地生活逐渐进化生长在土壤中的营养器官，具有向地性、向湿性、背光性等生长特点，以及吸收、固着、贮藏等功能。根中贮存了丰富的营养物质和次生代谢产物，是药用植物重要的入药部位。

中药材巴戟天、百部、白芍、板蓝根、柴胡、川乌、赤芍、当归、党参、地黄、独活、附子、甘遂、何首乌、黄芪、黄芩、桔梗、狼毒、麦冬、木香、牛膝、沙参、太子参、天冬、西洋参、续断、玄参、郁金、远志等均是以根入药；白鲜皮、地骨皮、牡丹皮、桑白皮、五加皮等均是以根皮入药；人参、大黄、丹参、甘草、虎杖、龙胆、羌活、三七、威灵仙、细辛、徐长卿、紫菀等均是以根连用上部的根状茎入药，如人参有"参身"和"芦头"，前者是根，后者是根状茎。

### 一、根与根系

根多呈圆柱形，向下逐渐变细，多级分枝。根无节与节间，通常不生芽、叶和花，细胞中不含叶绿体。

#### （一）主根和侧根

由植物种子的胚芽直接发育成的根，称主根。当主根生长到一定长度时，侧向生出许多支根，称为侧根。在主根和侧根上均可形成小分支称纤维根。

#### （二）定根和不定根

由胚根直接或间接发育而来的主根、侧根、纤维根，有着固定的生长部位，称为定根。有些植物受环境影响或主根生长受损，由胚轴、茎、叶或其他部位发生的根，没有固定生长部位，称为不定根。

### （三）直根系和须根系

一株植物地下部分的根的总和称为根系。由于根的发生和形态不同，根系可分为直根系和须根系两类。见图2-1。

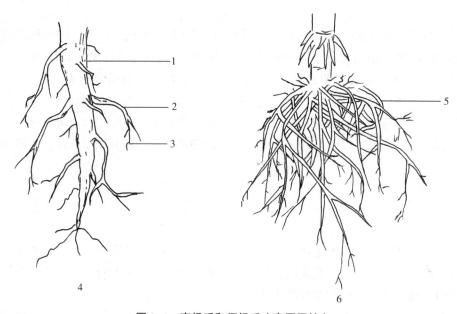

**图2-1　直根系和须根系（高辰辰绘）**
1.主根　2.侧根　3.纤维根　4.直根系　5.须根　6.须根系

**1.直根系**　主根发达，主根与侧根界限明显的根系称直根系。其外形上可见粗壮的主根和逐渐变细的各级侧根。如人参、柴胡、甘草、沙参、蒲公英、马尾松、菘蓝等的根系。

**2.须根系**　主根不发达或早期死亡，在茎的基部生出许多粗细长短相仿、似胡须样的不定根，形成没有主次之分的根系，称为须根系。如薏苡、百部、麦冬、白薇、龙胆等的根系。

## 二、根的变态

为了适应生活环境的变化，植物典型器官的生理功能会发生变化，形态构造也随之产生了许多异化，这种现象称变态。常见根的变态类型有以下几种，见图2-2。

**1.贮藏根**　为植物的生长或开花结果提供足够的能量，根的一部分或全部因贮存营养物质而呈肉质肥大状，称为贮藏根。依形态不同又可分为肉质直根和块根。肉质直根主要由主根发育而成，外形上有的肥大呈圆锥状，如胡萝卜、人参、白芷、桔梗等；有的肥大呈圆柱状，如芍药、牛膝、丹参、菘蓝等；有的肥大如圆球状，如萝卜、芜菁。

块根主要是由侧根或不定根膨大发育而成。外形上有的是较规则的纺锤状，如白薇、麦冬、天冬、百部等；有的大小不一、形态欠规则，如何首乌、甘薯等。

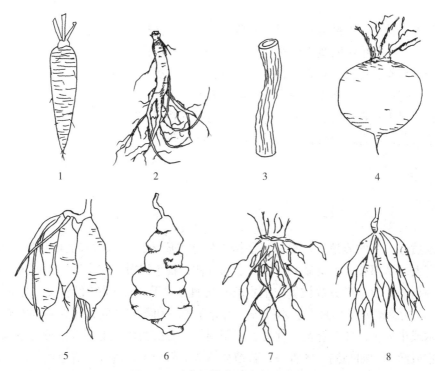

**图 2-2 贮藏根的类型（高辰辰绘）**

1.肉质直根（胡萝卜） 2.肉质直根（人参） 3.肉质直根（芍药） 4.肉质直根（萝卜）
5.块根（甘薯） 6.块根（何首乌） 7.块根（麦冬） 8.块根（白薇）

**2. 支持根** 是指自茎节上产生一些不定根深入土中，能从土壤中吸收水分和无机盐，并增强对植物体的支持作用的根。如玉米、薏苡、甘蔗等在接近地面茎节上生出并扎入地下的不定根。

**3. 气生根** 是指由茎上产生并暴露在空气中的不定根，具有在潮湿空气中吸收和贮藏水分的能力。如石斛、吊兰、榕树等暴露在空气中的根。

**4. 攀缘根** 是指攀缘植物在其地上茎干上生出的，以攀附石壁、墙垣、树干或其他物体，使其茎向上生长的不定根。如薜荔、络石、常春藤等植物的攀缘根。

**5. 水生根** 水生植物的根一般呈须状，垂直漂浮在水中，纤细柔软并常带绿色，称水生根。如浮萍、睡莲、菱等的根。

**6. 寄生根** 一些寄生植物的不定根插入寄主植物体内，吸收寄主体内的水分和营养物质，以维持自身的生活，称寄生根。如菟丝子、列当、桑寄生、槲寄生等。其中菟丝子、列当不含叶绿体，不能自己合成有机物，完全依靠寄生根吸收寄主体内的养分维持生活，称全寄生植物；桑寄生、槲寄生一方面由寄生根吸收寄主体内的养分，而同时自身含叶绿素可以制造一部分养料，称半寄生植物。

# 第二节 茎

茎是种子植物地上部分轴状形态的营养器官，连接根和叶、花、果实，通常生长在地面以上，也有些植物的茎生长在地下，具有输导、支持、贮藏和繁殖的功能。

中药材沉香、桂枝、降香、钩藤、鸡血藤、忍冬藤、石斛、苏木、檀香、通草等以茎和茎木入药；白术、半夏、苍术、川芎、莪术、干姜、高良姜、黄精、黄连、绵马贯众、山药、射干、石菖蒲、升麻、天麻、天南星、香附、玉竹、延胡索、泽泻、知母等以根状茎入药；百合、川贝母、浙贝母等以鳞茎入药。

## 一、茎的类型

### （一）按茎的质地分类

**1. 木质茎** 茎的质地呈木材样坚硬挺直的称木质茎，具木质茎的植物称木本植物。若植株高大，基部有一个明显的主干，上部分枝，整个树冠呈"个"字形的称乔木，如杜仲、樟树等；若基部分数枝斜向上生长，无明显主干，整个树冠呈"O"字形，一般高不及 5m 的称灌木，如月季、木槿等；若介于木本和草本之间，仅在基部木质坚硬的称亚灌木或半灌木，如草麻黄、牡丹、草珊瑚等；若植物体地上部分维持青枝绿叶的称常绿乔本或灌木，如侧柏、冬青等；若植物体地上部分冬季落叶、春季萌枝的称落叶乔木或灌木，如槐、连翘等。

**2. 草质茎** 茎的质地柔软，木质部不发达的称草质茎，具草质茎的植物称草本植物。若植物在一年内完成从萌芽、生长发育、开花、结实到死亡全过程的称一年生草本，如红花、藜等。若植物完成全部生活过程需要跨越二年的称二年生草本，如菘蓝、益母草等。若植物从萌发到死亡能超过两年的称多年生草本，如芍药、白头翁、升麻等。若植株地上部分周期性枯萎，而地下部分仍保持活力的称多年生宿根草本，如人参、蒲公英、黄精等；若植物体地上部分始终保持绿色状态的称常绿草本，如天竺葵、万年青等。

**3. 肉质茎** 茎的质地柔软多汁，或肉质肥厚者称肉质茎，如芦荟、垂盆草等。

### （二）按茎的生长习性分类

**1. 直立茎** 靠自身茎挺立生长于地面，不依附他物的茎，如薄荷、杏、油松等。

**2. 缠绕茎** 茎细长，不能直立向上，而需缠绕其他物体借以盘旋上升，如何首乌、牵牛、马兜铃等。

**3. 攀缘茎** 茎细长，不能直立向上，而依靠特有结构攀爬于其他物体上升，如栝楼的攀缘结构是茎卷须，络石的攀缘结构是不定根，葎草的攀缘结构是钩、刺等。

**4. 匍匐茎** 茎细长，平卧地面，沿地表面蔓延生长，节上生有不定根的为典型匍匐茎，如蛇莓、积雪草等；节上不产生不定根的则称平卧茎，如蒺藜、地锦等。

## 二、茎的变态

茎的变态可分为地上茎变态和地下茎变态两大类。

### （一）地上茎的变态

**1.叶状茎**　又称叶状枝，茎变为绿色的扁平状或针叶状，形态似叶，如仙人掌、天冬等。

**2.刺状茎（枝刺或棘刺）**　茎变为刺状，短粗坚硬，分枝或不分枝，如山楂、皂荚等。有些植物茎上的刺是皮刺，由表皮细胞突起形成，无固定的生长位置，易脱落，如月季、花椒等。

**3.钩状茎**　茎的一部分（常为侧枝）变为钩状，粗短坚硬，不分枝，如钩藤。

**4.茎卷须**　茎的一部分（常为侧枝）变为卷须状，柔软卷曲。如栝楼、丝瓜等葫芦科植物。

**5.小块茎和小鳞茎**　某些植物的腋芽或叶柄上的不定芽有时会变成小块茎，如山药的零余子、半夏的珠芽等。有些植物在叶腋或花序处形成小鳞茎，如卷丹、大蒜等。

### （二）地下茎的变态

地下茎虽生于地下，但具有茎的基本特征，形态上有节和节间之分，有时生叶、芽和花，借以与根区分。常见的类型如下，见图2-3。

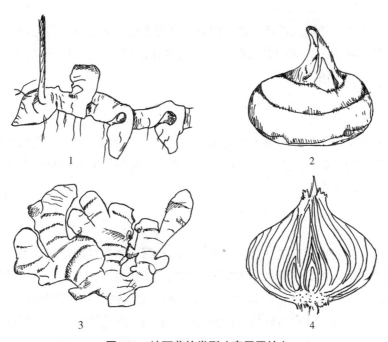

**图2-3　地下茎的类型（高辰辰绘）**

1.玉竹的根状茎　2.荸荠的球茎　3.姜的根状茎　4.洋葱的鳞茎

**1.根状茎**　简称根茎，横卧地下，节和节间明显，节间长短因植物而异，节上有退化的鳞片叶，具顶芽和腋芽。有的植物根状茎短而直立，如人参的芦头、三七等；有的植物根状茎呈团块状，如姜、苍术等。

**2.块茎**　肉质肥大似块根，呈不规则块状，节间一般较短，节上具芽及退化或早期枯萎脱落的鳞片叶，如天麻、半夏、马铃薯等。

**3.球茎**　肉质肥大呈球形或扁球形，具明显的节和缩短的节间，节上有较大的膜质鳞片，顶芽发达，腋芽常生于上半部，基部生不定根，如慈菇、荸荠等。

**4.鳞茎**　整体呈球状或扁球状，茎极度缩短为鳞茎盘，被肉质肥厚的鳞叶包围，顶端有顶芽，叶腋有腋芽，基部生不定根。百合、贝母等鳞茎的鳞叶狭，较肥厚，外面无被，称无被鳞茎；洋葱、蒜等鳞茎的鳞叶阔，外层多膜质干燥，内层多肉质肥厚，外层完全覆盖内层，称有被鳞茎。

# 第三节　叶

叶是种子植物地上部分制造有机养料的重要器官，为绿色扁平体，一般具有光合作用、气体交换和蒸腾作用三大功能。

中药艾叶、侧柏叶、番泻叶、枇杷叶、淫羊藿、紫苏叶、大青叶、桑叶等均是以叶入药。

## 一、叶的组成

叶通常由叶片、叶柄和托叶三部分组成。具有上述三部分的叶称完全叶，如桃、柳等。除叶片外，缺少一种或两者均缺，称不完全叶，如丁香、白菜等缺少托叶，石竹、龙胆等缺少托叶和叶柄。

### （一）叶片

叶片是叶的主要部分，一般为薄的绿色扁平体，有背腹之分，上表面称腹面，下表面称背面；叶片的前端称叶尖，基部称叶基，周沿称叶缘；叶片内分布有叶脉；叶片整体轮廓可以叶全形描述。

### （二）叶柄

叶柄是叶片和茎枝的连接部分，一般呈类圆柱形、半圆柱形或稍扁平。有些植物的叶柄基部或叶柄全部扩大成鞘状，称叶鞘，如白芷、防风等。禾本科植物叶与叶片相连部位对向的膜状突起物称叶舌，叶舌向两旁延伸的突起物称叶耳，叶耳、叶舌的有无、大小及形状常可作为鉴别禾本科植物种的依据。有的水生植物叶柄上有膨胀的气囊以利于浮水，如水浮莲、菱等；有的植物叶柄基部有膨大的关节，称叶枕，可调节叶片的位置和休眠运动，如含羞草；有的植物叶片退化，而叶柄变态成叶片状，如台湾相思树。

若叶无柄，叶片基部包围茎节的部位，称抱茎叶，如苦荬菜；有的两枚无柄叶基部彼此愈合，被茎所贯穿，称贯穿叶或穿茎叶，如元宝草。

### （三）托叶

托叶是生长初期产生的位于叶柄基部的附属物，存留或早期脱落。托叶的形状多种多样：有的呈细小的线状，如梨、桑等；有的与叶柄愈合成翅状，如月季、金樱子等；有的变成卷须起攀爬作用，如菝葜；有的变为刺状甚至有分支，如刺槐、皂荚等；有的大如叶状或与叶同型，如豌豆、茜草等；有的两片托叶边缘愈合成鞘状，包围茎节的基部，称托叶鞘，是蓼科植物的主要特征，如何首乌、羊蹄等。

## 二、叶的形态

### （一）叶片的全形

叶片的形状和大小随植物种类而不同，同一种植物叶的形状一般是比较稳定的。同一植株上不同部位或不同时期叶不一样的现象称异形叶性。如人参一年生植株只有 1 枚由 3 片小叶组成的复叶，二年生的为 1 枚 5 小叶掌状复叶，三年生的有 2 枚掌状复叶，四年生的有 3 枚掌状复叶，以后每年递增 1 叶，最多可达 6 枚复叶。也有些植物的叶由于环境不同发生变化，如慈菇沉水叶呈线形、浮水叶呈椭圆形、挺水叶则呈箭形，这种变化属于变态叶。

叶片的基本形状主要根据叶片长度和宽度的比例以及最宽处的位置来确定。长度与宽度接近或是略长，若最宽处在叶片中部，则呈现圆形、阔椭圆形或长椭圆形；若最宽处偏叶片的基部，则呈卵形、阔卵形或披针形；若最宽处偏叶片顶端，则呈倒卵形、倒阔卵形或倒披针形。叶片长度占绝对优势，则呈线形、剑形等。其他叶形可以常见生活术语或形状描述，针形叶如松树、鳞片形叶如侧柏、扇形叶如银杏、心形叶如紫荆、肾形叶如积雪草、盾形叶如莲叶、箭形叶如慈菇、戟形叶如菠菜、匙形叶如车前、提琴形叶如白英、三角形叶如杠板归、管形叶如葱、偏斜形叶如秋海棠等。见图 2-4。

### （二）叶端形状

叶端常见的形状有圆形、钝形、急尖、渐尖、尾尖、芒尖、短尖、微凹、微缺、倒心形等。见图 2-5。

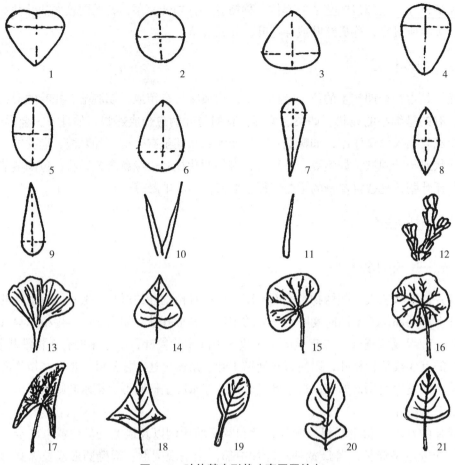

**图 2-4　叶片基本形状（高辰辰绘）**

1. 倒阔卵形　2. 圆形　3. 阔卵形　4. 倒卵形　5. 阔椭圆形　6. 卵形　7. 倒披针形　8. 长椭圆形
9. 披针形　10. 针形　11. 条形　12. 鳞片形　13. 扇形　14. 心形　15. 肾形　16. 盾形　17. 箭形
18. 戟形　19. 匙形　20. 提琴形　21. 三角形

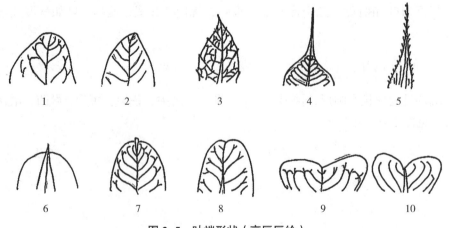

**图 2-5　叶端形状（高辰辰绘）**

1. 钝形　2. 急尖　3. 渐尖　4. 尾尖　5. 芒尖　6. 凸尖　7. 微凸　8. 微凹　9. 微缺　10. 倒心形

## （三）叶基形状

叶基常见的形状有楔形、钝形、圆形、心形、耳形、箭形、戟形、渐狭、偏斜、盾形、穿茎、抱茎等。见图2-6。

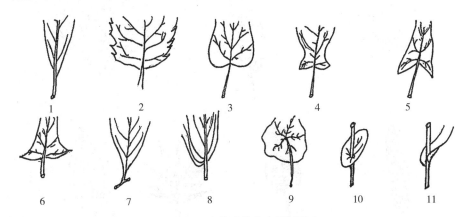

**图2-6　叶基形状（高辰辰绘）**

1.楔形　2.钝形　3.心形　4.耳形　5.箭形　6.戟形　7.渐狭　8.偏斜　9.盾形　10.穿茎　11.抱茎。

## （四）叶缘形状

叶缘常见的形状有全缘、波状、锯齿状、重锯齿、牙齿状、圆齿状、睫毛状等。见图2-7。

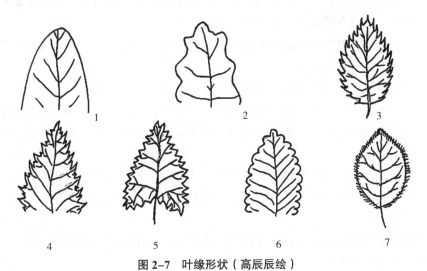

**图2-7　叶缘形状（高辰辰绘）**

1.全缘　2.波状　3.锯齿状　4.重锯齿　5.牙齿状　6.圆齿状　7.睫毛状

## （五）叶脉及脉序

叶脉是贯穿在叶肉内的维管束组织，起输导和支持作用。其中最粗大的叶脉称主脉，主脉的分枝称侧脉，较小的分枝称细脉。叶脉在叶片上的有序排列形式称脉序。脉序主要类型有 3 种。见图 2-8。

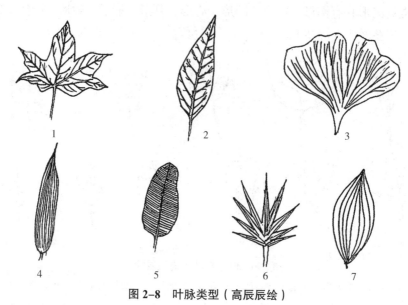

**图 2-8　叶脉类型（高辰辰绘）**

1. 掌状网脉　2. 羽状网脉　3. 二叉脉序　4. 直出平行脉　5. 横出平行脉　6. 射出平行脉　7. 弧形脉

**1. 网状脉序**　主脉粗大明显，并逐级分枝出多数侧脉和细脉，彼此连接呈网状。这是大多数双子叶植物叶脉的特征。

（1）羽状网脉：只有一条明显的主脉，两侧呈羽丝状排列许多大小相似的侧脉，侧脉再分出细脉，交织成网状，如广藿香、桑等。

（2）掌状网脉：数条主脉由叶基辐射状伸向叶缘，主脉渐次分枝的侧脉及细脉交织成网状，如南瓜、蓖麻等。

**2. 平行脉序**　叶脉平行或近于平行排列，是多数单子叶植物叶脉的特征。

（1）直出平行脉：多条叶脉从叶基互相平行发出，直达叶端，如麦冬、莎草等。

（2）横出平行脉：中央一条主脉明显，侧脉垂直于主脉，彼此平行，直达叶缘，如芭蕉、美人蕉等。

（3）射出平行脉：多条叶脉均从基部辐射状伸出，散射至叶缘，如棕榈等。

（4）弧形脉：多条叶脉从叶基伸出，中部弯曲形成弧形，叶端汇集，如铃兰、藜芦等。

**3. 二叉脉序**　每条叶脉均多级分枝呈二叉状。这是比较原始的脉序，常见于蕨类植物，银杏也具有这种脉序。

## （六）叶片的质地

**1. 草质**　叶片薄而柔软，如薄荷、藿香叶、商陆等。

**2. 膜质**　叶片比草质薄而半透明，如半夏。

**3. 干膜质** 叶片极薄而干脆，不呈绿色，如麻黄的鳞片叶。

**4. 纸质** 叶片质地比草质薄而柔韧，似纸张样，如玉竹。

**5. 革质** 叶片质地坚韧而较厚，略似皮革，如枇杷、夹竹桃叶。

**6. 肉质** 叶片比草质肥厚而多汁，如芦荟、马齿苋等。

### （七）叶片的表面性质

植物叶表面有的光滑，如冬青、枸骨；有的被粉或白霜，如芸香、艾等；有的被毛，如薄荷、毛地黄等；有的粗糙，如紫草、蜡梅等。

## 三、叶片分裂、单叶和复叶

### （一）叶片的分裂

植物叶缘完整平滑者称全缘；仅有细小缺口者称缺刻或锯齿，但有些植物的叶片叶缘缺刻大而深，形成叶的分裂。根据缺刻排列方式分为羽状分裂、掌状分裂和三出分裂。依据叶片裂隙的深浅不同，又可分为浅裂、深裂和全裂。浅裂的叶裂深度不超过或接近叶片宽度的1/4；深裂的叶裂深度超过叶片宽度的1/4；全裂的叶裂深度几达主脉或叶柄顶部。见图2-9。

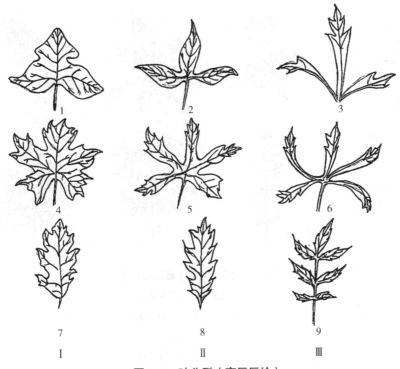

图 2-9 叶分裂（高辰辰绘）

Ⅰ.浅裂 Ⅱ.深裂 Ⅲ.全裂

1.三出浅裂 2.三出深裂 3.三出全裂 4.掌状浅裂

5.掌状深裂 6.掌状全裂 7.羽状浅裂 8.羽状深裂 9.羽状全裂

## （二）单叶和复叶

**1. 单叶** 一个叶柄上只生一个叶片，称单叶，如车前、徐长卿、忍冬等。

**2. 复叶** 一个叶柄上生两个或以上叶片，称复叶，如月季、刺槐等。基部的叶柄称总叶柄，总叶柄上着生叶片的轴状部分称叶轴，叶轴上的每个叶片称小叶，小叶的柄称小叶柄。复叶分类是根据小叶的数目和在叶轴上的排列方式来分的，见图2-10。

（1）三出复叶：叶轴上生有三片小叶，若顶生小叶具明显小叶柄者称羽状三出复叶，如葛、绿豆等；若顶生小叶无明显小叶柄者称掌状三出复叶，如半夏、酢浆草等。

（2）掌状复叶：叶轴短缩，其上生有三片以上小叶并呈掌状伸展，如刺五加、人参、三七等。

（3）羽状复叶：叶轴明显，小叶片在叶轴两侧呈羽状排列。若羽状复叶的叶轴顶端只有一片小叶，为奇数羽状复叶，如臭椿、槐树等；若羽状复叶的叶轴顶端具有两片小叶，为偶数羽状复叶，如决明、皂荚等；若羽状复叶的叶轴分枝并呈羽状复叶，称二出羽状复叶，如合欢、云实等；若羽状复叶的叶轴作二分枝并逐级呈羽状排列，称三出羽状复叶，如南天竹、苦楝等。

（4）单身复叶：叶轴的顶端有一片发达的小叶，两侧的小叶呈翼状，顶生小叶与叶轴连接处有一明显的关节，如柑橘、柚等。

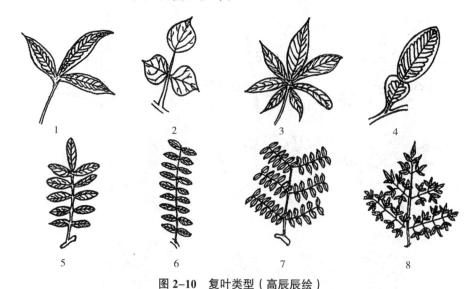

**图2-10 复叶类型（高辰辰绘）**

1. 掌状三出复叶 2. 羽状三出复叶 3. 掌状复叶 4. 单身复叶

5. 单数羽状复叶 6. 双数羽状复叶 7. 二出羽状复叶 8. 三出羽状复叶

## （三）单叶与小枝的区别

小枝条和羽状复叶之间有时易混淆，区别如下：

1. 叶轴先端无顶芽，而小枝先端具顶芽。

2. 小叶叶腋无腋芽，仅在总叶柄腋内有腋芽，而小枝上每一单叶叶腋均具腋芽。

3. 复叶的小叶与叶轴常呈一平面，而小枝上单叶与小枝常呈一定角度。

4. 落叶时复叶是整个脱落或小叶先落，然后叶轴连同总叶柄一起脱落，而小枝一般不落，只有叶脱落。

### 四、叶序

叶在茎枝上排列的次序或方式称叶序，常见的叶序有下列几种。见图 2-11。

**1. 互生**　是指茎枝的每一节上只生一片叶子，沿相邻叶子交互螺旋状排列，如桃、杨、扶桑等。

**2. 对生**　是指茎枝的每一节上有相对而生得两片叶子，相邻两对叶错落排布或呈二列状，如女贞、连翘等。

**3. 轮生**　是指茎枝的每一节上生三片或三片以上的叶子，呈轮状排列，如黄精、轮叶沙参等。

**4. 簇生**　是指两片或两片以上的叶密集成簇，生于节间极度缩短的短枝上，如苹果、落叶松等。

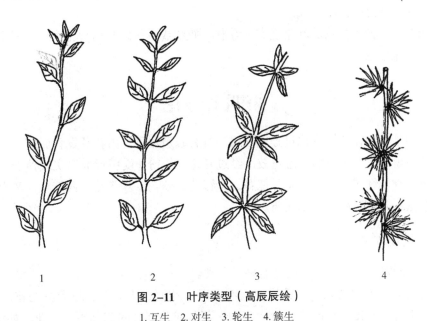

**图 2-11　叶序类型（高辰辰绘）**

1. 互生　2. 对生　3. 轮生　4. 簇生

有些植物地上茎不明显，而是极其短缩于根的顶端，节上着生的叶呈莲座状，称基生叶，如车前、油菜等。

叶在茎枝上的排列无论是哪一种方式，都尽量互不重叠，彼此形成相当的角度嵌合生长，这种现象称叶镶嵌，有利于充分接受阳光进行光合作用，也可使茎的受力均衡，如常春藤、爬山虎等。

### 五、叶的变态

由于环境和生理的需要，叶的形态和功能有各种变化，称叶变态，常见的类型有：

**1. 苞片**　生于花或花序下面的变态叶称苞片。其中生在花序外围或下面的苞片称总苞片，如向日葵等菊科植物花序外围的总苞片；生于每朵小花花柄上或花萼下的苞片称小苞片，如柴胡。苞片一般绿色，常较小，也有大型或呈其他颜色的，如鱼腥草花序下面的总苞是由四片白色的花瓣状总苞片组成的；而半夏、马蹄莲等天南星科植物的花序外面的总苞片只有一枚，大而鲜艳，称佛焰苞。

**2. 鳞叶**　叶特化或退化成鳞片状，称鳞叶或鳞片。肉质肥厚者为肉质鳞片叶，能贮藏营养物质，如百合、贝母、洋葱等鳞茎上的肥厚鳞叶；薄而干缩呈膜质者为膜质鳞叶，常不呈绿色，如洋葱鳞茎外层包被以及慈菇、荸荠球茎上的鳞叶等。木本植物的冬芽（鳞芽）外亦有褐色膜质鳞片起保护作用。

**3. 叶刺**　叶片变态成刺状，如小檗、仙人掌肉质茎上的刺。也有托叶变态成刺状，如刺槐、酸枣；红花、枸骨上的刺是由叶尖、叶缘变成的。

**4. 叶卷须**　叶全部或部分变成卷须，借以攀缘他物，如豌豆的卷须是由小叶变成的、菝葜的卷须是由托叶变成的。

**5. 捕虫叶**　捕虫植物的叶常变态成盘状、瓶状或囊状以利捕食昆虫，称捕虫叶，如茅膏菜、猪笼草等。

# 第四节　花

花是种子植物在长期进化过程中形成的特有繁殖器官。由花芽发育而成、不分枝且节间极度缩短、适应生殖的变态短枝，经过开花、传粉、受精形成果实或种子。

中药丁香、红花、黄蜀葵花、槐花、金银花、菊花、款冬花、西红花、辛夷、旋覆花、洋金花、芫花等均是以花入药。

### 一、花的类型

依据不同特征，被子植物的花有多种分类。

**1. 完全花和不完全花**　一朵同时具有花萼、花冠、雄蕊群、雌蕊群的花，称完全花，如紫丁香、桔梗、杜鹃等。缺少其中一部分或几部分的花称不完全花，如鱼腥草、卷丹、甘遂等。

**2. 双被花、单被花和无被花**　一朵花中既有花萼也有花冠者，称双被花，如夹竹桃、曼陀罗等。植物仅有花萼而无花冠者称单被花或同被花，如白头翁、虎杖等。植物的花无花被者，称无被花或裸花，通常有显著的苞片，如柳、杜仲等。若花瓣呈多层排列且数目较多的花，称重瓣花，如樱花、月季、碧桃等。

**3. 两性花、单性花和无性花**　一朵花中既有正常发育的雄蕊也有可育的雌蕊，称两性花，如花椒、防风等。花仅有正常发育的雄蕊或雌蕊，称单性花。若只有雄蕊称雄花；若仅有雌蕊称雌花。雄花和雌花生于同一株植物上，称单性同株或雌雄同株，如南瓜、半夏等。若雌花和雄花分别生于不同植株上，称单性异株或雌雄异株，如雪胆、天南星等。

同一株植物上既有两性花，又有单性花者称杂性同株，如朴树。若同种植物的两性花和单性花分别生于不同植株上，称杂性异株，如葡萄、臭椿等。有些植物花中雄蕊和雌蕊均退化或不发育，称中性花或无性花，如东陵绣球花序周围的花。

**4. 辐射对称花、两侧对称花和不对称花**　若通过花的中心有两个或以上对称面的花，称辐射对称花或整齐花，如具有十字形、幅状、管状、钟状、漏斗状等花冠的花。若通过花中心只可作一个对称面的花，称两侧对称花或不整齐花，如具有蝶形、唇形、舌状花冠的花。若通过花的中心不能作出任何对称面的花称不对称花，如美人蕉、缬草等极少数植物的花。

## 二、花序

有些植物的花单生于茎的顶端或叶腋，称花单生，如玉兰、牡丹等。多数植物的花在花轴或花枝上按一定次序排列，称花序。花序中的花称小花；着生小花的茎状部分称花序轴或花轴；支持整个花序的茎轴称总花梗（柄）；小花的花梗称小花梗；无叶的总花梗称花葶。

根据花在花轴上的排列方式和开放次序，可以分为无限花序和有限花序两种基本类型，这两类花序还可以在部分植物上同时出现，称混合花序。见图 2-12。

### （一）无限花序

无限花序又称向心花序，花序轴明显，顶端不断向上生长并产生新的花蕾，花从下部向上部、自四周向中央依次开放。无限花序常有以下类型：

**1. 总状花序**　花序轴细长不分枝，许多花梗近等长的小花自下而上排列，如菘蓝、荠菜等十字花科植物。

**2. 复总状花序**　花序轴产生许多分枝，每一分枝形成总状花序，整个花序排列成圆锥状，故又称圆锥花序，如槐树、女贞等的花序。

**3. 穗状花序**　花序轴上小花排列同总状花序，但小花花梗极短甚至无梗，如车前、马鞭草等。

**4. 复穗状花序**　花序轴产生许多分枝，每一分枝形成穗状花序，如小麦、香附等的花序。

**5. 葇荑花序**　似穗状花序，但花序轴柔软下垂，小花多为单性，也可以是两性花，如柳、枫杨等植物的花序。

**6. 肉穗花序**　似穗状花序，但花序轴肉质肥大呈棒状，小花也多为单性，大多数花序下面有一个大型苞片，称佛焰苞，如天南星、半夏等天南星科植物的花序。

**7. 伞房花序**　花序轴较短，自下而上聚生多朵小花，其中下部的小花梗较长，上部的小花梗渐短，使小花于花序上层排列在近乎一个平面上，如山楂、苹果等部分蔷薇科植物的花序。

**8. 复伞房花序**　花序轴上的分枝呈伞房状，每一分枝上又形成伞房花序，如绣线菊、花楸等伞形科植物的花序。

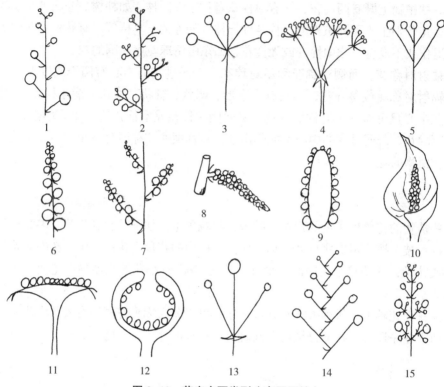

**图 2-12　花序主要类型（高辰辰绘）**

1. 总状花序　2. 复总状花序（圆锥花序）3. 伞形花序　4. 复伞形花序　5. 伞房花序
6. 穗状花序　7. 复穗状花序　8. 柔荑花序　9. 肉穗花序　10. 佛焰花序　11. 头状花序
12. 隐头花序　13. 二歧聚伞花序　14. 单歧聚伞花序15. 聚伞花序总状排列（轮伞花序）

**9. 伞形花序**　花序轴极短，许多小花从顶部向上辐射状发出，小花梗近等长，状如张开的伞，如五加、人参等五加科植物的花序。

**10. 复伞形花序**　花序轴顶端伞形排列数个分枝，每一分枝形成伞形花序，即伞形花序呈伞形排列，如前胡、野胡萝卜等伞形科植物的花序。

**11. 头状花序**　花序轴顶端缩短膨大呈头状或盘状，其上密集排列多数无梗小花，外侧有一至数层变态叶形成的总苞，如向日葵、旋覆花等菊科植物的花序。

**12. 隐头花序**　花序轴肉质肥厚膨大，但内凹呈中空的囊状，顶端有一小孔，内壁上着生许多无梗的单性小花，如无花果、薜荔等部分桑科植物的花序。

### （二）有限花序

有限花序又称离心花序或聚伞花序，花序轴的顶芽最先分化成花并开放，顶花下方产生侧轴，侧轴又是顶花先开，依次发展，整个花序呈现自上而下或者自中心向四周的开花顺序。有限花序有以下类型：

**1. 单歧聚伞花序** 聚伞花序每次分枝只有一个侧芽发育为侧枝，若花序轴的分枝均在同一侧产生，使花序卷曲呈螺旋状，称螺旋状聚伞花序，如紫草、附地菜等的花序；若侧生分枝在左右两侧交互产生，花序轴呈现连续的之字形回折，称蝎尾状聚伞花序，如姜、射干等的花序。

**2. 二歧聚伞花序** 聚伞花序每次分枝，其下方两侧侧芽同时发育成近等长的侧轴，每一侧轴再以同样方式开花并分枝，称二歧聚伞花序，如大叶黄杨、卫矛等卫矛科植物以及石竹、卷耳等石竹科植物的花序。

**3. 多歧聚伞花序** 聚伞花序每次分枝，其下方多个侧芽同时发育成侧轴，侧轴一般比主轴长，各侧轴又形成小的聚伞花序，称多歧聚伞花序，如大戟、泽漆等大戟科植物的花序。大戟科大戟属许多植物多歧聚伞花序的最末回花序结构特殊，由1枚位于中间的雌花和多枚位于周围的雄花同生于1个杯状总苞内组成，为本属特有，故又称大戟花序或杯状聚伞花序。

**4. 轮伞花序** 聚伞花序着生在对生叶腋，因花序轴及花梗极短而呈轮状排列，是唇形科植物特有花序类型，如紫苏、藿香等。

## （三）混合花序

有限花序和无限花序同时出现在一株植物上，如紫丁香、葡萄的圆锥状聚伞花序，丹参、紫苏的假总状轮伞花序，楤木的圆锥状伞形花序，茵陈蒿、豨莶草的圆锥状头状花序等。

# 第五节 果 实

果实是被子植物特有的繁殖器官，一般由子房受精后发育形成。外被果皮，内含种子。果实具有保护和散布种子的作用。

中药巴豆、补骨脂、草果、陈皮、川楝子、大枣、豆蔻、佛手、枸杞子、瓜蒌、金樱子、龙眼肉、连翘、木瓜、牛蒡子、女贞子、砂仁、山楂、山茱萸、使君子、五味子、吴茱萸、小茴香、益智、枳壳、枳实、栀子、紫苏子等均是以果实入药。

## 一、果实的组成和构造

果实由果皮和种子构成。果皮通常可分为外果皮、中果皮、内果皮3部分。有的果实可明显地观察到3层果皮，如桃、杏、橘等；也有些植物果实的果皮分层不明显，如落花生、向日葵、小麦等。

**1. 外果皮** 果皮的最外层，通常较薄，常由1列表皮细胞或表皮与某些相邻组织构成。外面常有角质层、蜡被、毛茸、气孔、刺、瘤突、翅等附属物。

**2. 中果皮** 果皮的中层，占果皮的大部分，多肥厚为果实主要可食用部分，如冬瓜、杏等；或干缩成膜质或革质，如花生、小茴香等。

**3. 内果皮**　果皮的最内层，多由一层薄壁组织细胞组成，多呈膜质。有的内果皮加厚坚硬如核状，如桃、胡桃；有的与中果皮合生不易分离，如葫芦、黄瓜等；有的分化为革质薄膜，如梨、苹果等；有的向内生出许多肉质多汁的毛囊，如柑橘、柚子等。

## 二、果实的类型

果实的类型很多，根据果实的来源、结构和果皮性质的不同可分为单果、聚合果和聚花果三大类。

### （一）单果

由单雌蕊或复雌蕊所形成的果实，即一朵花只形成 1 个果实。依据果皮质地的不同，分为肉质果和干果。

**1. 肉质果**　成熟果实的果皮及周围组织肉质多汁，不开裂。常见的有以下几种，见图 2-13。

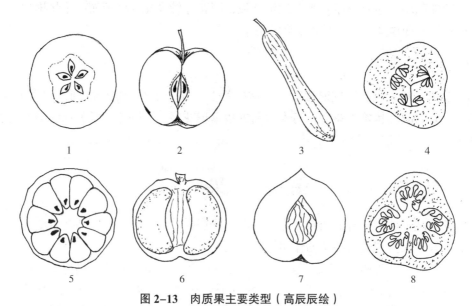

**图 2-13　肉质果主要类型（高辰辰绘）**

1. 梨果横切面（苹果）　2. 梨果纵切面（苹果）　3. 瓠果（黄瓜）　4. 瓠果横切面
5. 柑果横切面（橘）　6. 柑果纵切面（橘）　7. 核果（桃）　8. 浆果（番茄）

（1）浆果：泛指果皮肉质多浆的单果。外果皮薄，中果皮、内果皮均肉质多浆，内含一粒或多粒种子的果实，如葡萄、枸杞、番茄、忍冬等。

（2）柑果：是芸香科柑橘属特有的果实。外果皮厚，革质，散布多数油室，中果皮与外果皮之间无明显界限，呈白色疏松海绵状，分布多数橘络，内果皮膜质，分隔成多数腔室结构，内生许多肉质多汁的囊状毛，为果实的可食用部分，如橘、橙、柠檬等。

（3）核果：指具有坚硬骨质内果核的肉质果。外果皮薄，中果皮肉质，富含汁液，内果皮即果核，每核常含 1 ～ 2 粒种子，如桃、杏、胡桃、枣等。

（4）瓠果：是葫芦科植物特有的果实。外果皮坚韧，中果皮与内果皮及胎座均为肉质，为果实的可食部分，如西瓜、葫芦、罗汉果等。

（5）梨果：是蔷薇科梨亚科植物特有的果实。外果皮稍革质，中果皮肉质丰富，内果皮革质或木质，坚韧，常分隔成 2～5 室，每室常含种子 2 粒，如苹果、梨、山楂等。

**2. 干果** 果皮成熟后果皮干燥，根据开裂与否，可分为裂果和不裂果。见图 2-14。

（1）裂果：成熟后果皮自行开裂的干果。

①蓇葖果：由单雌蕊发育形成的裂果，成熟时沿腹缝线或背缝线一侧开裂，往往 1 朵花中有多个离生单雌蕊发育成多个蓇葖果，如杠柳、八角茴香、芍药等。

②荚果：是豆科植物特有的果实。由单雌蕊发育形成，成熟时沿腹缝线和背缝线两侧开裂或不开裂；多数荚果成熟时果皮裂开裂成 2 片，如赤小豆、黄豆等；少数荚果成熟时不开裂，有呈节状缢缩的，如落花生、皂荚等；有在种子间呈节节状断裂，每节含 1 粒种子的，如槐、含羞草、山蚂蟥等；也有呈螺旋状的，果皮外具刺毛，如苜蓿。

③蒴果：由复雌蕊发育而成的裂果。子房一室或多室，每室含多数种子，成熟后以多种方式开裂，如百合、鸢尾等是背裂，马兜铃、蓖麻等是腹裂，罂粟、桔梗等是孔裂，车前、莨菪等是盖裂，王不留行、瞿麦等是齿裂。

④角果：是十字花科特有的果实。由 2 心皮的复雌蕊发育而成，中央由假隔膜隔成 2 室，多数种子着生在两侧；果实成熟后，果皮沿两侧腹缝线自下而上开裂并脱落，假隔膜附带着种子仍残留在果柄的顶端；细长状的称长角果，如萝卜、油菜等；长与宽近等的称短角果，如菘蓝、荠菜等。

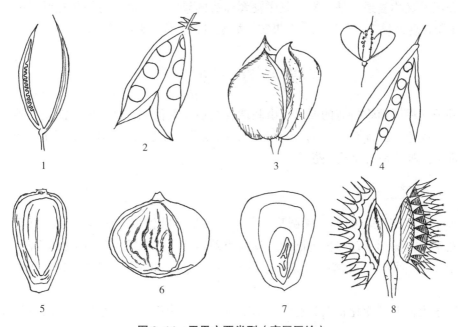

**图 2-14 干果主要类型（高辰辰绘）**

1. 蓇葖果 2. 荚果 3. 蒴果 4. 长角果与短角果 5. 瘦果 6. 坚果 7. 颖果 8. 双悬果

（2）不裂果（闭果）：果实成熟后果皮不开裂的干果。

①瘦果：内生 1 枚种子，果皮与种皮容易分离的果实，如白头翁、毛茛、荞麦等。

②坚果：果皮木质坚硬且不易与种皮分离，内含 1 粒种子的果实，常有总苞发育成壳斗附着于基部，如板栗、栎等；有的坚果细小，无壳斗包围，称小坚果，如益母草、紫草等。

③颖果：是禾本科植物特有的果实。果皮与种皮愈合难以分离，内含 1 粒种子，如小麦、薏苡等。

④双悬果：是伞形科特有的果实。由 2 心皮复雌蕊发育而成，成熟后心皮分离成 2 个分果，双双悬挂在果实顶端，各自包裹 1 枚种子，如当归、白芷、小茴香等。

⑤胞果：也称囊果，内生 1 粒种子，果皮薄，膨胀疏松地包围种子，与种皮极易分离，如青葙、地肤子、藜等藜科植物。

⑥翅果：果皮有向外延伸的翅状结构，可借风力传播，内常含 1 粒种子，如杜仲、榆、臭椿等。

## （二）聚合果

聚合果是由一朵花中多数离生雌蕊共同发育而成的果实。每一枚雌蕊都形成 1 个单果，聚生于同一花托上，形成一个整体，如八角茴香、芍药等的聚合蓇葖果；草莓、白头翁等的聚合瘦果；悬钩子的聚合核果；莲的聚合坚果；五味子的聚合浆果等。

## （三）聚花果（复果）

聚花果又称复果，是由整个花序发育而成的果实。花序的每一朵花形成独立的单果，聚集在花序轴上，外形似一个果实，如桑椹、菠萝、无花果等。

# 第六节　种　子

种子是种子植物特有的器官，由胚珠受精后发育而成，其主要功能是繁殖。中药槟榔、草豆蔻、车前子、苦杏仁、马钱子、肉豆蔻、酸枣仁、菟丝子、王不留行、薏苡仁、郁李仁等均是以种子入药。

## 一、种子的形态

种子常见形状有圆形、椭圆形、肾形、卵形、圆锥形、多角形等。如黄豆呈肾形、花生为椭圆形、荔枝核为圆形。其大小差异悬殊，如椰子等热带植物种子直径达 15～20cm，而菟丝子、葶苈子的种子则较小，天麻、白及等兰科植物的种子更小，呈粉末状。

种子表面颜色变化很大，有绿色的如绿豆，红紫色的如赤小豆，灰白色的如白扁豆，多种颜色混杂呈现花纹的如芸豆，也有一端红色另一端黑色的如相思子等。

种子表面的纹理也不相同，有光滑的，也有粗糙的，如五味子、红蓼等种子光滑有光泽，太子参种子表面密生瘤刺状突起，乌头、车前等种子具褶皱，木蝴蝶、枫香等种子有翅，白前、萝藦等种子顶端具毛茸（种缨）。

## 二、种子的类型

被子植物的种子常依据胚乳的有无，分为两类：

**1. 有胚乳种子** 种子中胚乳发达，子叶薄，胚较小，如蓖麻、大黄、稻等的种子。

**2. 无胚乳种子** 种子中胚乳的养料在胚发育过程中被胚吸收并贮藏于子叶中，故胚乳不存在或仅残留一薄层，而叶较肥厚储藏营养，如大豆、杏仁、泽泻等的种子。

# 第三章 中药饮片鉴定方法

中药饮片是中药材经加工炮制后使其成为可直接配方或制剂的药品，为了适应中药临床治病、防病及制药的需要，中药饮片有生品和制品之分，每种中药材的饮片规格少则一二种，多则四五种。中药材大多来源于植物，特别是同科同属的植物器官形态相近，炮制后往往外表形态、颜色近似，不易区分，容易发生混淆，另外还经常出现假冒掺伪现象，给饮片的鉴定增加了难度，例如用纸丝染色冒充西红花、用紫苏子冒充菟丝子、月季花充当玫瑰花使用、苏木充当降香使用等，因此鉴定中药饮片的品种真伪优劣，对于临床合理安全用药意义重大。

中药鉴定有来源鉴定、性状鉴定、显微鉴定、理化鉴定等方法，其中性状鉴定（经验鉴定）是最常见、最主要的鉴定方法。中药性状鉴定是按药用部位的形态进行鉴定，每种药材不论是植物类、动物类，还是矿石类，往往都有其特别之处。鉴定者或观其形，或辨其色，或尝其味，或感其质，或兼而有之，既简捷又实效。针对医学专业学生的培养目标及要求，掌握常用中药饮片的性状特征是临床工作中必备的基本功。因此，本章将重点介绍中药饮片的性状鉴定方法。

## 一、中药饮片性状鉴定的方法

中药饮片的性状鉴定，实际上就是传统的经验鉴定，是用人的感官，采用看、尝、嗅、听、手摸及水试、火试等方法，观察中药饮片的形状、规格、大小、表面或切面颜色、特征、质地、折断现象、气味等性状，主要工具有放大镜、紫外光灯等。该方法简便易行，在药房柜台即可进行，鉴定时可运用植物分类学、解剖学的理论知识进行分析。性状鉴定内容，一般包括以下几个方面。

**1. 形状** 形状是指药材和饮片的形态，中药饮片因其来源不同，植物用药部位不同及炮制方法不同，饮片的类型多种多样。

首先，药材的形态与药用部位有关。药用部位不同，形状不尽相同，如根类药材多为圆柱形、圆锥形、纺锤形等；皮类药材常为板片状、卷筒状等；种子类药材常为类球形、扁圆形等；全草、叶或花类的药材因干燥后比较皱缩，不易观察形态特征，可先浸湿使软化后展平观察；果实、种子一般为类圆球形，如五味子，扁圆形如酸枣仁，心形如苦杏仁等。某些有特征的中药材，根据经验采用形象生动的术语加以描述，如党参根顶端具有的瘤状茎残基术语称"狮子头"，防风根头部具有的横环纹习称"蚯蚓头"，海马的外形称为"马头蛇尾瓦楞身"、粉防己形似"猪大肠"、白及有"爪状"分枝、辛夷形似"毛笔头"等，以上经验鉴定术语易懂好记，值得继承和发展。

其次，中药材经炮制后为了方便临床调剂应用，根据药用部位切制成不同规格的饮片，常见的有片、段、块、丝等，其中片又有极薄片、薄片、厚片之分，段有短段、中段、长段之别，具体尺寸规格在《中华人民共和国药典·一部》中均有明确规定，需要时可参考查看。一般根及根茎、木本类饮片大多为片，如白芷、泽泻、甘草等为圆片，葛根为长方形片，黄芪为圆片或斜片等。草本类及细长枝条根多为段，如荆芥、紫苏、党参、牛膝等。皮类常为卷曲或卷曲的条片，如牡丹皮、厚朴、地骨皮等。叶一般为丝条状（如枇杷叶），或保持原形（如番泻叶），或皱缩（如艾叶），或碎片状（如桑叶）。果实、种子大者常切成类圆形片状等，如木瓜、槟榔。

**2. 大小** 大小是指药材和饮片的长短、粗细（直径）和厚度。一般应测量较多的供试品，可允许有少量高于或低于规定的数值。测量时可用毫米刻度尺。对于细小的种子或果实类，可将每 10 粒种子紧密排成一行，以毫米刻度尺测量后求其平均值。

**3. 色泽** 色泽是指在日光灯下观察药材和饮片的颜色及光泽度。色泽通常能够反映药材的质量，每种药材常有自己的特定颜色，如丹参色红、紫草色紫、玄参色黑、黄连断面黄色。由于大部分药材的颜色不是单一的而是复合的，如用两种色调复合描述色泽时，以后一种色调为主色，例如黄棕色，即以棕色为主色。药材品种不同，加工条件变化、贮存时间长短或加工不当，可改变药材色泽，由于药材的颜色与其成分有关，故颜色的变化会影响药材的质量。如黄芩主要含黄芩苷、汉黄芩苷等，若保管或加工不当，黄芩苷在黄芩酶的作用下水解成葡萄糖醛酸与黄芩素，黄芩素易氧化成醌类而显绿色，因此黄芩由黄变绿后质量降低，提示色泽是衡量药材质量好坏的重要标准之一。

**4. 表面** 表面是指药材表面的纹理，是光滑还是粗糙，有无皮孔、茸毛、鳞叶或其他附属物等。如麦冬、天冬外表面较为光滑；狗脊外表面有金黄色茸毛；黄芪表面有纵皱纹及横向皮孔；苍耳子全体有钩刺；牛蒡子表面具多数细小黑斑，纵棱线明显；辛夷外表面密被灰白色或灰绿色茸毛。

**5. 质地** 质地系指用手折试药材所感知到的特征，常用坚韧、疏松（或松泡）、黏性、粉性、致密、油润、绵性、角质等术语加以描述。中药饮片的质地与细胞组织的结构、细胞中所含的成分有一定的关系。以薄壁组织为主，结构较疏松的饮片一般较脆，如丹参、甘松等；以薄壁组织为主，结构较酥松，空隙大的饮片一般较松泡，如南沙参、生晒参等；淀粉多的饮片呈粉性，如山药、半夏等；淀粉多、结构紧密的饮片一般较重实，如大黄、川芎等；纤维多的饮片则韧性强，如葛根、桑白皮等；含糖、黏液多的饮片一般黏性大，如地黄、黄精等；富含淀粉、多糖成分的饮片经蒸煮糊化干燥后呈角质状，如红参、延胡索、天麻等；质地柔软，含油而润泽的，称为油润，如当归等。

**6. 断面** 断面包括折断面和横切面。折断面指中药饮片折断时的现象，常有平坦、纤维性、颗粒性、分层、刺状、粉尘飞扬、胶丝、海绵状等。折断时注意观察是否易折、有无粉尘散落及断折面是否平坦，有无胶丝，是否分层，有无放射状纹理，包括断面的色泽和质地等，这些特征与组织结构、细胞内含物有密切关系。以薄壁组织、淀粉为主的饮片折断面一般较平坦，如牡丹皮、太子参；含纤维多的饮片具纤维性，如黄芪、厚朴；含石细胞多的饮片呈颗粒性，如肉桂、木瓜；纤维束或石细胞群与薄壁组织相间排列，即有硬韧与软韧之分，饮片常现层状裂隙，可层层剥离，如秦皮、黄柏等；木类中药主要由木纤维组成，质硬，饮片折断面常呈刺状，如沉香、苏木；含胶质的饮片折断时有白色胶丝，如杜仲；薄壁组织结构疏松的饮片有的呈海绵状，如陈皮的内表面等。

横切面主要观察皮部与木部的比例，维管束的排列方式，射线的分布，油点的多少等特征。观察饮片横切面应注意区分双子叶植物、单子叶植物及蕨类植物，一般说来，双子叶植物根、根茎、茎有环状形成层，放射状环列的维管束，饮片切面可见环纹和放射状纹理，根茎、茎中央有髓。单子叶植物根、根茎有环状内皮层，不具放射状纹理，维管束散列，饮片切面散有筋脉点，如莪术；皮部宽、中央有髓，中柱一般较皮部小，如百部、麦冬等；根茎皮层及中柱均有维管束小点散布，如白及。蕨类植物根茎、叶柄基部的中柱有一定形状或分体中柱环列，如狗脊根茎横切面可见中柱呈圆形环，紫萁贯众叶柄基部可见中柱"U"字形，绵马贯众叶柄基部可见分体中柱环列等。

有的中药饮片具异常构造，如黄芪、甘草等药材断面维管束与较窄的射线相间排列成细密的放射状纹理，形如开放的菊花称"菊花心"；防己、青风藤药材断面维管束与较宽的射线相间排列成稀疏整齐的放射状纹理，形如古代木质车轮，称"车轮纹"；牛膝、川牛膝可见多数黄色点状维管束排成数轮同心环；商陆的切面上显"罗盘纹"；何首乌的切面上显"云锦状花纹"，大黄根茎髓部具多数"星点"等。木质藤本植物导管较粗大，饮片切面上呈小孔洞，如川木通。皮类中药有的干皮组织中纤维束和薄壁组织相间排列，折断面显层状结构，如黄柏、秦皮。此外，分泌组织在切面上也是重要的识别特征，如人参、西洋参、五加皮具树脂道，皮部具棕黄色小点；苍术具大型油室，折断面有红棕色油点，习称"朱砂点"；鸡血藤具分泌细胞，皮部有树脂样红棕色分泌物等。

**7. 气味**　气是指通过嗅闻药材的气识别药材，药材的气不强烈时，可将其破碎、折断或揉搓后再闻；或置于有盖的杯子里，用热水湿润或浸泡后再闻（薄荷、丁香）。饮片中所含的不同化学成分能反映出不同中药饮片的气和味，如木兰科、伞形科、唇形科、菊科、樟科等植物都含有挥发油，有明显而特殊的香气，如辛夷、白芷、当归、防风、羌活、川芎、北柴胡、薄荷、紫苏、荆芥等。有的饮片含有某种特异成分使其具有特殊的香气，如香加皮含有甲氧基水杨醛，牡丹皮含牡丹酚等。

味是指口尝药材后的味感，常有酸、甜、苦、辣、咸、涩、淡等。每种药材的味感是比较固定的，所以中药饮片的气味也是衡量中药饮片品质的标准之一。药材的味感与其所含成分密切相关，如木瓜、乌梅饮片含有机酸而味酸；枸杞子含糖、甘草含甘草甜素而味甜；穿心莲含穿心莲内酯而味苦；干姜含姜辣素而味辣；海藻含钾盐而味咸；槟榔含鞣质而味涩；半夏、川乌等常含生物碱等毒性成分而有麻舌感，因此对此类有毒性的药材口尝时要特别小心，取样少，尝后立即吐出并漱口、洗手，以免中毒。

**8. 水试**　水试法是利用某些药材在清水中溶解度的不同及产生各种特殊的变化来鉴定药材的一种方法。某些中药因含皂苷、树胶或其他高分子化合物，碎后加（热）水强烈振摇会产生泡沫，且在一定时间内不消失，如柴胡、桔梗、知母、威灵仙、怀牛膝、三七粉等。

某些中药在水中或遇水发生颜色变化、膨胀、黏性、沉浮等特殊现象，如西红花加水浸泡后，水液染成金黄色，本身不褪色；苏木投热水中，水染成红色，加酸变成黄色，再加碱液，仍变成红色；车前子、葶苈子，遇水黏滑性加强；胖大海用热水浸泡，体积膨胀 4～5 倍；玄参入水，水液渐变为黑色等。

某些中药投入水中，由于质地、比重的差异，其润湿过程有难有易，有快有慢，在一定的时间与温度下，这些中药在水中或沉或浮。如沉香质地较密，比重较大，置入水中会出现下沉；海金沙在冷水中浮于水面，加热后渐下沉；黄连以投入水中下沉又浮起者为佳。

**9. 火试** 火试法是指以火烧或煅药材，根据所产生的现象以鉴定药材的方法。有些药材用火烧后，能产生特殊的气味、颜色、烟雾、闪光和响声等现象；有的饮片用火烧能产生特殊的气味、颜色、烟雾、闪光和响声等现象。如麝香少许用火烧之香气四溢，起油点如珠，灰白色；海金沙易点燃有爆鸣声并闪光，而蒲黄、松花粉无此现象可加以区别；血竭粉末置白纸上，用火隔纸烘烤即熔化，但无扩散的油迹，对光照视色泽鲜红如血；降香微有香气，点燃则香气浓烈，有油流出，烧后留有白灰；青黛用微火灼烧，有紫红色烟雾发生等。

此外，还可利用药材的某一突出特征进行鉴定，如磁石可吸引自然铜、赭石等含铁类药材；琥珀经摩擦可产生静电引力，可吸引芥子；龙骨、龙齿、天竺黄以舌舔之有吸力等。

植物类中药饮片由于来源不同、器官不同、成分不同、其组织的组成也各不相同，因而在饮片性状特征的表现上就会产生差别。一种饮片往往有数个主要特征，只有综合观察才能牢牢掌握。在描述中药的性状或制定质量标准时，都要全面而仔细地观察，但对不同药材各项取舍可以不同。

## 二、中药饮片的其他鉴定方法

中药鉴定的方法多种多样，性状鉴定虽然是最常用的方法，但各种方法均有其特点和对象，根据检验目的和要求，有时需要几种方法配合使用。

来源鉴定是针对完整的植物、动物、矿物类药材，应用植（动）物、矿物学的分类学知识，对中药的来源进行鉴定，以保证在应用中的品种准确无误。由于中药植物药居多，故来源鉴定多针对植物药，通过观察植物形态特征，参阅相关书籍，或与标本室收藏的已定名的标本核对，以正确鉴定药材品种及学名。中药品种是影响中药品质和中药药效最基本、最重要的因素。同一药材，基原不同，品种不同，内在品质和药效亦有所差异，如中药五加皮，商品有南、北五加皮之分，但二者植物来源、功效、毒性均有差别，南五加皮为五加科植物细柱五加的干燥根皮，为祛风湿强筋骨药，北五加皮为萝摩科植物杠柳的干燥根皮，为利水渗湿药，有毒，《中国药典》自 2015 年版将其分列为五加皮、香加皮收录。因此，通过来源鉴定确定中药品种的正确与否，是保证临床用药安全有效的基础。

　　显微鉴定是利用显微镜来观察药材的组织构造、细胞性状以及内含物的特征，用以鉴定药材的真伪和纯度。显微鉴定常配合来源、性状和理化鉴定等方法综合应用，以提高鉴定的质量。显微鉴定不仅可用于完整药材的鉴定，而且更适用于单凭性状不易识别的中药、性状相似不易区分的多来源中药、破碎药材、粉末药材以及用粉末中药制成的丸、散、片、丹等中药成方制剂的鉴定。

　　理化鉴定就是利用某些物理的、化学的或仪器分析方法，对中药及其制剂中所含有的主要化学成分或有效成分进行定性和定量分析，或对中药含有的可溶性物质进行测定，或对中药的纯净程度、有害或有毒物质进行限量检查，以鉴定中药的真伪、纯度和质量的方法。根据使用目的不同，可分为定性和定量两大类。前者是对中药的真伪进行的鉴定；后者是对中药质量和纯度进行的鉴定。由于中药所含的化学成分复杂、含量少，因此要求所选择的理化鉴定反应具有速度快、灵敏度高的特点。常用的理化鉴定方法有物理常数测定（相对密度、旋光度、折光率、硬度、黏稠度、沸点、熔点、凝固点等）、化学定性及显微化学反应、微量升华、荧光分析、色谱法、分光光度法、杂质测定、有害物质测定、灰分测定、水分测定、浸出物测定、挥发油测定等。

# 第四章　中药的炮制

中药来源于自然界的植物、动物和矿物等，这些原药材在采收后，经过产地加工而成为中药材，但它们或个体粗大，质地坚硬，或含有泥沙杂质及非药用部位，或具有较大的毒副作用，一般不可直接应用于临床，需要经过加工炮制，使之成为合格的饮片后方能应用。因此，合理的炮制对提高临床疗效、保障用药安全具有十分重要的意义。

## 一、中药炮制的含义

中药炮制是指药物在应用前或制剂前必要的加工过程，是制备中药饮片的一门传统制药技术，历史上又称"炮炙""修事""修治"。虽然名称不同，但记载的内容基本一致，现代多用"炮制"一词。其中"炮"代表各种与火有关的加工处理技术，而"制"则代表各种更广泛的加工处理方法。

## 二、中药炮制的目的

炮制的目的是为了临床用药更加安全、有效，具体可概括为以下几个方面。

**1. 洁净药材，保证质量**　是指分离、清洗、清除非药用部位，使其达到规定的洁净度，以保证临床用药的卫生和剂量准确。凡是原药材混有泥沙及非药用部分和其他异物，必须要经过挑拣修制，水洗清洁，使药物洁净。

**2. 增强药效**　是指增强药物的作用，提高临床疗效。如款冬花、百部等蜜炙能增强润肺止咳作用，延胡索醋炙能增强止痛作用，丹参酒炙后活血化瘀作用增强。

**3. 降低毒性**　是指降低或消除药物的毒性或副作用，确保用药安全。对于一些毒副作用较强的药物经过加工炮制后，可以明显降低药物毒副作用。如巴豆压油取霜，水煮川乌、草乌，姜矾水制南星、半夏，胆巴水制附子等，均能降低其毒副作用。

**4. 改变性能**　是指改变药物的药性和功能，扩大临床应用范围，使之更适应病情的需要。如生地黄性寒，功擅清热凉血，养阴生津，蒸制成熟地黄后药性变温，功擅滋阴补血，生精填髓。再如生首乌补益力弱，功能截疟解毒，润肠通便，经黑豆汁拌蒸成制首乌后功专补肝肾、益精血。

**5. 矫味矫臭**　是指矫正某些药物的特殊臭味或异味，便于患者服用。如酒制乌梢蛇、醋炒五灵脂、麸炒白僵蚕、水漂海藻等。

**6. 便于贮藏和制剂**　多数药材经过干燥处理后，才有利于贮藏。如白扁豆必须加热干燥，才能防止萌动变质（防止白扁豆发芽而改变药性）。经过蒸制杀死虫卵后再干燥，可避免因虫卵孵化而失效。将净选后的动植物药材，经过加工制成一定规格的片、段、丝、块等，有利于煎出其有效成分，便于制剂。一些矿物介壳类药物经过炮制处理，使之酥脆，同样也是为了便于煎煮或制剂。

### 三、中药炮制方法

中药炮制的方法种类较多，参照前人经验，根据目前实际运用的情况，炮制的方法一般常分为五类：即修治、水制、火制、水火共制和其他制法。

#### （一）修治

修治主要包括纯净药材、粉碎药材和切制药材三个方面。其中纯净药材是指借助一定的工具，用手工或机械的方法，通过挑、拣、簸、筛、刮、刷等方法，去掉灰屑、杂质及非药用部分，使药物清洁纯净。如捡去合欢花中的枝、叶，刷除枇杷叶、石韦叶背面的绒毛，刮去厚朴、肉桂的粗皮等。粉碎药材是通过捣、碾、研、磨、镑、挫等方法，使药物粉碎达到一定程度，便于调配、制剂或服用。如牡蛎、龙骨捣碎便于煎煮；川贝母捣粉便于吞服；水牛角、羚羊角镑成薄片，或锉成粉末等，便于制剂或服用。切制药材是用刀具切、铡的方法，把药物切制成片、段、丝、块等一定的规格，便于贮藏、炮制和调剂，利于煎出有效成分，提高煎药质量。

#### （二）水制

用水或其他液体辅料处理药材的方法称为水制法。其目的主要是清洁药物、除去杂质、软化药物、便于切制、降低毒性及调整药性等。常见的水制法有漂洗、闷润、浸泡、喷洒、水飞等。其中水飞是将不溶于水的矿物或贝壳类药材置于水中，反复研磨而制取极细粉末的加工方法。如水飞朱砂、水飞炉甘石、水飞滑石等。水飞的目的是制取极细的药末，并能防止加工时药粉飞扬。

#### （三）火制

火制是将药物经火加热处理的方法。根据加热的温度、时间和方法不同，常分为炒、炙、煅、煨等。

**1. 炒法**　炒法分为清炒和加辅料炒两类。

（1）清炒：是将药物置于容器内，不添加辅料直接翻炒的方法，又称单炒。其目的是增强疗效、降低毒性或副作用、缓和药性、增强或产生止血作用、利于贮存。根据火候和程度不同，又分炒黄、炒焦、炒炭。

①炒黄：是将药物置炒制容器内，用文火或中火加热，并不断翻动或转动，使药材表面呈黄色或颜色加深，或发泡鼓起，或爆裂，并逸出固有气味的方法。炒黄能使含苷类药材中的酶被破坏，有利于药材的保存。如炒芥子、炒酸枣仁、炒王不留行。

②炒焦：是将药物置于炒制容器内，用中火或武火加热，炒至药物表面呈焦黄或焦褐色，内部颜色加深，并有焦香气味。如焦山楂、焦栀子等。

③炒炭：是将药物置炒制容器内，用武火或中火加热，炒至药物表面焦黑色或焦褐色，内部呈棕褐色或棕黄色。炒炭要存性，即药物炒炭时只能部分炭化，更不能灰化，未炭化部分应保存药物的固有气味。如槐花炭、荆芥碳、姜炭等。

（2）加辅料炒：是将药物与固体辅料共同加热，并翻炒至一定程度的方法，又称合炒。其目的是降低毒性、缓和药性、增强疗效和矫味矫臭等。同时，某些辅料具有中间加热作用，能使药物受热均匀，炒后的饮片色泽一致，外观质量好。常用的加辅料炒，根据所加辅料不同，又分为麸炒、米炒、土炒、砂炒、蛤粉炒、滑石粉炒等。

①麸炒：将净制或切制过的药物用麦麸熏炒的方法，称为麸炒法。麸炒药物多能增强健脾和胃之功，并能减少药物中的不良刺激性，或起到矫味、矫臭作用，如麸炒白术、枳壳、僵蚕等。

操作方法：将麦麸均匀撒入热锅内，至起烟时投入药物，快速均匀翻动并适当控制火力，炒至药物表面呈黄色或深黄色时取出，筛去麦麸，放凉。麦麸用量为每100kg药物用麦麸10～15kg。

②米炒：将净制或切制过的药物与米同炒的方法，称为米炒法。米炒能增强药物健脾止泻的作用，降低药物毒性，并能矫正不良气味，如米炒党参、山药、斑蝥。

操作方法：加入定量米（或湿米），中火炒至冒烟时，投入药物，拌炒至米呈深黄色，药物亦熏至黄色，出锅，筛去米，放凉。米的用量为每100kg药物用米20kg。

③土炒：将净制或切制过的药物与灶心土拌炒的方法，称为土炒法。因灶心土味辛性温，能燥湿、止呕、止泻，故土炒可增强药物的补脾止泻作用，如土炒白术、山药等。

操作方法：先将灶心土研成细粉，置于锅内，文火加热炒至土成灵活状态时投入净药物，翻炒至药物表面均匀挂上一层土粉，并透出香气时，取出，筛去土粉，放凉。土的用量为每100kg药物用土粉25～30kg。

④砂炒：将净制或切制过的药物与热砂拌炒的方法，称为砂炒法，又称为砂烫法。砂为中间传热体，质地坚硬，传热较快，与药物接触面积较大，因而砂炒可使药物受热均匀，适合于质地坚硬的药物。砂炒可增强疗效、降低毒性、矫味矫臭、便于去毛等，如砂炒狗脊、马钱子、鸡内金、骨碎补等。

操作方法：取制过的砂置于锅内，武火加热至灵活状态，投入药物，不断用砂掩埋，翻动，至质地酥脆或鼓起，外表呈黄色或较原色加深时，取出，筛去砂，放凉。砂的用量以能掩盖所加药物为度。

⑤蛤粉炒：将净制或切制过的药物与蛤粉共同拌炒的方法，称为蛤粉炒法。蛤粉为软体动物文蛤或青蛤的贝壳研粉而成，其味咸性寒，有清热利湿、软坚化痰之功。因蛤粉颗粒细小，传热较慢，适合于炒制胶类药物。蛤粉炒可使药物质地酥脆、降低药物滋腻性质，并能矫味、增效。如蛤粉炒阿胶、鹿角胶。

操作方法：将研细过筛后的蛤粉置于热锅内，中火加热炒至蛤粉滑利易翻动时减小火力，投入净药物，不断沿锅底轻翻烫炒至药物膨胀鼓起，内部疏松时取出，筛去蛤粉，放凉。蛤粉的用量为每100kg药物用蛤粉30～50kg。

⑥滑石粉炒：将净制或切制过的药物与滑石粉拌炒的方法，称为滑石粉炒，又称为滑石粉烫。滑石粉味甘性寒，能清热利尿。滑石粉质地细腻，传热较慢，适用于韧性较大的动物类药物。滑石粉炒可降低毒性、矫味、使药物质地酥脆，如滑石粉炒水蛭、刺猬皮等。

操作方法：先滑石粉置于热锅内，中火加热炒至灵活状态时投入净药物，不断翻动至药物质酥或鼓起或颜色加深时取出，筛去滑石粉，放凉。滑石粉的用量为每100kg 药物用土粉 40～50kg。

**2. 炙法**　将净选或切制后的药物，加入定量的液体辅料拌炒，使液体辅料逐渐渗入药物组织内部的炮制方法，称为炙法。药物吸入辅料经加热炒制后在性味、功效、作用趋向、功效、作用趋向、归经和理化性质方面均能发生某些变化，起到降低毒性、抑制偏性、增强疗效、矫臭矫味、使有效成分易于溶出等作用，从而最大限度地发挥疗效。炙法根据所用辅料不同，可分为酒炙、醋炙、姜炙、蜜炙、油炙等。

（1）酒炙：将净制或切制过的药物，加入定量酒拌炒的方法，称为酒炙法。酒味甘辛，性大热，气味芳香，能升能散，宣行药势，具有活血通络、祛风散寒、矫臭去腥的作用。酒炙的主要目的是改变药性，引药上行，增强活血通络作用和矫臭去腥，多用于炮制苦寒清热药、活血散瘀药、祛风通络药及动物类中药，如酒黄芩、酒黄连、酒大黄、酒丹参、酒川芎、酒蕲蛇、酒地龙等。

操作方法：将净制或切制过的药物与一定量酒拌匀，稍闷润，待酒被吸尽后，置热锅内，文火炒干，取出晾凉。或将净制或切制过的药物，置热锅内加热至一定程度，再喷洒一定量的酒炒干，取出晾凉。酒的用量为每100kg 药物用酒 10～20kg。

（2）醋炙：将净制或切制过的药物，加入定量米醋拌炒至规定程度的方法，称为醋炙法。米醋味酸、苦，微温，主入肝经血分，具有收敛、解毒、散瘀止痛、矫味的作用，醋炙的主要目的是降低毒性、缓和药性，引药入肝，增强活血止痛作用和矫臭矫味，多用于炮制疏肝解郁、散瘀止痛、攻下逐水的药物，如醋甘遂、醋延胡索、醋香附、醋柴胡、醋三棱、醋莪术等。

操作方法：将净制或切制过的药物，加入定量米醋拌匀，闷润，待醋被吸尽后，置热锅内，文火炒至一定程度，取出晾凉。或将净制或切制过的药物，置热锅内，炒至表面融化发亮（树脂类）或炒至表面颜色改变，有腥气逸出（动物粪便类）时，喷洒定量米醋，炒至微干，取出后继续翻动，摊开晾凉。醋的用量为每100kg 药物用醋 20～30kg。

（3）盐炙：将净制或切制过的药物，加入定量食盐水溶液拌炒的方法，称为盐炙法。食盐味咸性寒，具有清热凉血、软坚散结、润燥和引药入肾的作用。故盐炙的主要目的是引药下行，增强疗效，缓和药物辛燥之性，增强滋阴降火作用，多用于炮制补肾固精、疗疝止痛、利尿和泻阴火的药物，如盐知母、盐杜仲、盐补骨脂、盐黄柏、盐车前子等。

操作方法：将食盐水与药物拌匀，闷润，待盐水被吸尽后，置锅内文火炒至一定程度，取出晾凉。或先将药物置于锅内文火炒至一定程度，再喷洒盐水，炒干，取出摊晾

（含黏液质较多的药物一般用此法）。盐的用量为每100kg药物用食盐2kg。

（4）姜炙：将净制或切制过的药物，加入定量姜汁拌炒的方法，称为姜炙法。生姜辛温，能温中止呕、温肺止咳、解毒。姜炙的目的是制约药物的寒性，增强和胃止呕的作用，缓和副作用，增强疗效，多用于炮制降逆止呕、祛痰止咳的药物，如姜黄连、姜厚朴、姜竹茹、姜半夏等。

操作方法：将药物与一定量的姜汁拌匀，闷润，使姜汁逐渐深入药物内部，置锅内文火炒至一定程度，取出晾凉。或将药物与姜汁拌匀，待姜汁被吸尽后，进行干燥。生姜的用量为每100kg药物用生姜10kg。

（5）蜜炙：将净制或切制过的药物，加入定量熟蜜拌炒的方法。蜂蜜味甘性平，有润肺止咳、益脾、矫味等作用。蜜炙的主要目的是增强润肺止咳、补脾益气的作用，还能缓和药性、矫味和消除副作用，多用于炮制止咳平喘、补脾益气的药物，如蜜甘草、蜜黄芪、蜜百部、蜜麻黄、蜜紫菀、蜜桑白皮等。

操作方法：一定量的熟蜜加适量开水稀释，与药物拌匀，闷润，使蜜逐渐渗入药物组织内部，然后置锅内，文火炒至颜色加深、不粘手时，取出摊晾，凉后及时收贮。或先将药物置锅内，文火炒至颜色加深，加入一定量的炼蜜，迅速翻动，使蜜与药物拌匀，炒至不粘手时，取出摊晾，凉后及时收贮。炼蜜的用量为每100kg药物用炼蜜25kg。

（6）油炙：将净制或切制过的药物，与定量的食用油脂共同加热处理的方法，称为油炙法，常用芝麻油、羊脂油。羊脂油味甘，性温，能补虚助阳、润燥、祛风、解毒。芝麻油味甘，性微寒，能清热、润燥、生肌。油炙的目的是增强疗效，利于粉碎，便于制剂和服用，多用于炮制淫羊藿和坚硬或有毒的药物，如炙淫羊藿、熟三七、酥蛤蚧等。

操作方法：羊脂切碎，置锅内加热，炼油去渣，然后取药物与羊脂油拌匀，用文火炒至油被吸尽，药物表面呈油亮时取出，摊开晾凉。或取植物油，倒入锅内，加热至沸腾，倾入药物，文火炸至一定程度，取出，沥去油，粉碎。用油量视药物多少而定。

**3. 煅法**　将药物直接置于无烟炉火或适当的耐火容器内燃烧的一种方法，称为煅法。药物经过高温煅烧，有利于药物质地、药性、功效发生变化，使药物质地疏松，利于粉碎和使有效成分易于溶出，减少或消除副作用，从而提高疗效或产生新的功效。根据操作方法和要求的不同，煅法分为明煅法、扣锅煅法（闷煅）。

（1）明煅：药物煅制时，不隔绝空气的方法，称明煅法。适用于矿物类、贝壳类及化石类药物。明煅主要目的是使药物质地酥脆，除去结晶水，利于煎出有效成分，如煅龙骨、煅石决明、煅石膏、枯矾等。

操作方法：将药物直接放入煅锅内，武火加热。

（2）扣锅煅：药物在高温缺氧条件下煅烧成炭的方法，称扣锅煅法，又称密闭煅、闷煅、暗煅。煅炭的主要目的是改变药物性能，产生或增强止血作用，降低毒性，适用于质地疏松、炒炭易灰化及某些中成药在制备过程需要综合制炭的药物，如血余炭、棕榈炭。

操作方法：将药物置于锅中，上盖一较小的锅，两锅结合处用盐泥封严，扣锅上压一重物，防止锅内气体膨胀而冲开扣锅。扣锅底部贴一白纸条，或放几粒大米，用武火加热，煅至白纸或大米呈深黄色，药物全部炭化为度。亦有在两锅盐泥封闭处留一小孔，用筷子塞住，时时观察小孔处的烟雾，当有白烟至黄烟转呈青烟减少时，降低火力，煅至基本无烟时，离火，待完全冷却后，取出药物。

**4. 煨法**　将净制或切制后的药物用湿面皮或湿纸包裹，或吸油纸均匀隔层分放，进行加热处理，或将药物与麦麸同置炒制容器内用文火加热至规定程度的方法，称为煨法。煨法的主要目的是除去药物中部分挥发性及刺激性成分，降低副作用，增强疗效，缓和药性等，如煨木香、煨肉蔻、煨葛根等。

操作方法：取净药物，用三层湿纸包好，埋入无烟热火灰中，待包裹湿纸呈现黑色、药物微现黄色时取出，放凉即可。

### （四）水火共制

这类炮制方法既要用水又要用火，有些药物还必须加入其他辅料进行炮制，包括蒸、煮、炖、淬等。

**1. 蒸法**　将净制或切制后的药物加辅料或不加辅料装入蒸制容器内隔水加热至一定程度的方法，称为蒸法。其中不加辅料者为清蒸，加辅料者为加辅料蒸。直接利用流通蒸汽蒸煮称为"直接蒸法"，药物在密闭条件下隔水蒸者称"间接蒸法"。蒸制的主要目的是改变药性，增强疗效，缓和药性，减少副作用，保存药效，利于贮存，便于软化切制。如熟地黄、桑螵蛸、天麻。

操作方法：①清蒸：取净药材，大小分档，置于适宜蒸制容器内，用蒸汽加热蒸至规定程度，放凉，取出，晾至六成干，切片或段，干燥。②加辅料蒸法：取净药材，大小分档，加入液体辅料拌匀，润透后，置于适宜蒸制容器内，用蒸汽加热蒸至规定程度，取出，稍晾，拌回蒸液，晾至六成干，切片或段，干燥。

**2. 炖法**　是蒸法的演变和发展，其方法是将药物置于钢罐中或搪瓷器皿中，同时加入一定的液体辅料，盖严后，放入水锅中炖一定时间。其优点是不致使药效走失、辅料挥发掉，如炖制熟地黄及黄精等。

操作方法：取净药材，大小分档，加入液体辅料拌匀，润透后，置于适宜蒸制容器内，密闭，隔水或用蒸汽加热炖透，或炖至辅料完全被吸尽时，放凉，取出，晾至六成干，切片或段，干燥。

**3. 煮法**　将净选过的药物加辅料或不加辅料置适宜容器内，加适量清水同煮的方法，称为煮法。煮制的主要目的是减轻毒副作用，清洁药物。如制川乌、制附子、制远志肉、制吴茱萸等。

操作方法：药汁煮或醋煮将净药材加入定量的液体辅料或与药汁拌匀置适宜容器内，加水平药面，用武火加热煮沸后改用文火，保持微沸，煮至药透汁尽取出直接晒干或切片后晒干。

**4. 燀法**　将药物置沸水中浸煮短暂时间，取出，分离种皮的方法，称为燀法。燀制的主要目的是除去非药用部位，分离不同药用部位，如燀杏仁、燀薤白等。

操作方法：先将多量的清水加热至沸，再把药物连同具孔盛器，一起投入沸水中，稍微翻烫片刻，5～10分钟，加热烫至种皮由皱缩到膨胀，种皮易于挤脱时，立即取出，浸漂于冷水中，捞起，搓开种皮、种仁，晒干，簸去或筛去种皮。

**5. 淬法**　将药物按明煅法煅烧至红透后，立即投入规定的液体辅料中骤然冷却的方法，称煅淬法。煅淬主要的目的是使药物质地酥脆，易于粉碎，利于煎出有效成分，改变药物的理化性质，减少副作用，增强疗效等，如煅自然铜、煅赭石、煅磁石等。

操作方法：将药物直接放入煅锅内，武火加热，煅至红透，立即投入淬液中，取出。

## （五）其他制法

**1. 制霜法**　药物经过去油制或松散粉末或析出细小结晶或升华的方法称为制霜法，按照不同的操作方法分为去油制霜法、渗析制霜法、升华制霜法。制霜的主要目的是降低毒性、缓和药性、降低副作用等，如巴豆霜、柏子仁霜等。

操作方法：去油制霜法，取原药材，除去外壳取仁，碾成细末或捣烂如泥，用多层吸油纸包裹，蒸热，或置炉边或烈日暴晒后，压榨，如此反复换纸吸去油，至松散粉，不再黏结为度。

**2. 烘焙法**　将净选或切制后的药物用文火直接或间接加热，使之充分干燥的方法，称为烘焙法。烘焙的主要目的是使药物充分干燥，便于粉碎和贮存。适合于某些昆虫或其他药物，如焙蜈蚣、焙虻虫等。

操作方法：将净选后的药物置于金属容器或锅内，用文火经较短时间加热，不断翻动，焙至药物颜色加深，质地酥脆为度。

**3. 发酵法**　将经净制或处理后的药物，在一定的温度和湿度条件下，由于霉菌和酶的催化分解作用，使药物发泡、生衣的方法，称为发酵法。发酵法的主要目的是改变原有性能，产生新的治疗作用，扩大用药品种，增强疗效，如六神曲、淡豆豉、半夏曲等。

温度：一般发酵的最佳温度以30～37℃为宜。相对湿度：一般相对湿度控制在70%～80%为宜。

**4. 发芽法**　将净选后的新鲜成熟的果实或种子，在一定的温度或湿度条件下，促使萌发幼芽的方法。发芽的主要目的是改变原有的性能，产生新的功效，扩大用药品种，如麦芽。

操作方法：选择新鲜、粒大、饱满、无病虫害、色泽鲜艳的种子或果实，用清水适度浸泡后，置适当地方湿物盖严，每日喷淋清水2～3次保持湿润，待幼芽长出0.2～1cm时，取出干燥。

# 第五章　中药的贮藏与养护

中药品种繁多，成分性质各异，在购、存、运、销的过程中，如果管理不当，养护不善，当受到自然界温度、湿度、空气、光线、害虫、霉菌等因素影响时，就会逐渐发生物理、化学变化，出现霉变、虫蛀、走油、变色、走味、风化等现象，直接影响药物的质量与疗效，这种现象称为中药的变异现象。因此，根据中药的不同性质，探索中药所含化学成分以及发生质量变化的规律，掌握中药各种变异现象及特色，了解发生变异的原因，才能有效地进行防治，从而保证临床用药的安全有效。

## 一、中药饮片贮存中常见的质量变异现象

中药饮片是中药材经过炮制处理后的制成品，可以直接供应调剂配方、煎制汤剂或作为制剂原料。若储存条件不当，药物的颜色、气味、形态、内部组织等则会出现各种各样的变异，从而影响饮片质量、临床疗效及病人安危。常见的中药饮片变异现象大致分为以下几种。

### （一）霉变

霉变又称发霉，是指饮片受潮后在适宜温度（20～35℃）、湿度（相对湿度75%以上或中药含水量超过15%）和足够的营养条件下，引发寄生在其表面或内部的霉菌大量繁殖的现象。它能够侵蚀药材内部组织，使其腐烂变质，气味走失，以致失效。凡含有糖类、黏液质、淀粉、蛋白质及油类的饮片较易霉变。如牛膝、天冬、五味子、人参、独活、紫菀等。此外，鲜品入药的饮片由于含水量较多，也容易发生霉变。

### （二）虫蛀

虫蛀是指饮片被蛀虫蛀成孔洞，产生蛀粉，严重时饮片内部被蛀空，饮片质量减少，有效成分损失，从而降低疗效或失去药用价值的现象。由于淀粉、糖、脂肪、蛋白质等成分，是有利于蛀虫生长繁殖的营养物质，故含上述成分较多的饮片最易生虫，如白芷、北沙参、薏苡仁、柴胡、大黄、甘草、党参等。此外，蛀虫对饮片的危害还体现在其粪便、分泌物、虫尸、虫皮、虫屑等会污染中药饮片；蛀虫可能携带致病菌、霉菌，从而引起其他损害；中药饮片被虫蛀之后，有些品种易走油（如当归、党参）而引起质量进一步变质等。因此，虫蛀对中药的危害较为严重，是常见的一种质量变异现象。

## （三）变色

变色是指中药在采收加工、炮制、贮藏过程中，由于受到温度、湿度、日光、霉变、化学药剂、硫黄熏蒸等因素影响，引起中药固有色泽改变的现象。变色原因主要是中药所含化学成分不稳定，或由于酶的作用而发生氧化、聚合、水解等反应而产生新的有色物质，导致饮片颜色由浅变深或由鲜变暗，如花类药材，光线直射过久，就会由鲜艳变暗淡；泽泻、白芷、山药、天花粉等由于保管不善，颜色由浅变深；黄芪、黄柏等饮片颜色由深变浅等。饮片颜色的变化不仅影响外观，更重要的是有可能发生有效成分的变化，影响饮片质量。因此，这也是中药饮片检查中的主要质量标志之一。

## （四）泛油

泛油习称走油，是指饮片中所含脂肪油、挥发油、黏液质或糖类等物质，在温度、湿度较高的条件下，其表面返软、发黏、颜色变浑、呈现油状物质并发出油败气味的现象。泛油是一种酸败变质现象，饮片所含成分不同，其泛油变质的机理不尽相同，如当归、苍术等含挥发油的饮片可直接在一定外界条件下形成泛油变质；柏子仁、桃仁、杏仁等含脂肪油的饮片，其中的脂肪酸变为游离脂肪酸后，才会在外界作用下发生变质；牛膝、麦冬、天冬、熟地、黄精等含糖量多的饮片常因受潮而返软"走油"。

## （五）气味散失

气味散失是指中药因贮藏保管不当，其固有的气味变淡或散失的现象。药物固有的气味是由其所含的各种成分决定的，主要是由挥发性物质组成，这些成分常是治病的主要物质，如果气味散失或变淡薄，就会使药性受到影响，从而影响药效。饮片发霉、泛油、变色等均能使其气味散失；环境温度过高，含挥发油的药物如肉桂、沉香等，气味逐渐散失；豆蔻、砂仁粉碎后气味会逐渐挥发散失。

此外，还有风化、潮解、粘连、腐烂、升华等变异现象。其中风化主要是一些含结晶水的无机盐类药物，与干燥空气接触后，逐渐失去结晶水，从而变为粉末状，导致药性改变，如芒硝、胆矾、硼砂等；潮解是固体饮片吸收潮湿空气中的水分，表面逐渐湿润并慢慢溶化成液体状态的现象，如芒硝、青盐等；粘连是指有些固体饮片由于熔点较低，遇热粘结在一起，或含糖分高的饮片吸潮后粘结在一起，如胶类药材、天冬、熟地等。腐烂主要涉及一些鲜药，在一定的湿度和温度下，微生物繁殖生长，导致饮片腐烂，如鲜生姜、鲜生地、鲜芦根、鲜石斛等。升华指某些主要含挥发性成分的药物在常温下由固态直接变为气态的变异现象。

## 二、引起中药质量变异的因素

中药的品质变异主要受内在和外界因素所影响。内在因素主要是饮片所含成分在一定条件下容易发生变异，如水分、淀粉、黏液质、油脂、挥发油、色素等；外界因素常见的有温度、湿度、空气、日光、微生物、虫害及鼠害等。

（一）中药变异的内在因素

**1. 水分**　一般饮片均含有一定量的水分，如果含水量高于或低于饮片本身应有的水分含量，就易发生质量变化。水分过高，容易发生虫蛀、霉变、潮解、粘连等；若水分过低，饮片又会发生风化、气味散失、泛油、干裂、脆化等现象。

**2. 淀粉**　淀粉是适合蛀虫、霉菌生长的营养基质，含淀粉多的饮片，很容易吸收水分，更便于霉菌、虫卵繁殖。因此，含淀粉多的饮片容易发生虫蛀和霉变，如天花粉、山药等。

**3. 黏液质**　黏液质存在于植物细胞中，是一种多糖类物质，遇水后会膨胀发热，既有利于发酵，又是微生物、虫卵的营养基质。因此，含黏液质的饮片也容易霉变和虫蛀，如枸杞子、天冬。

**4. 油脂**　油脂是脂肪油和脂肪的总称。含油脂的饮片若长时间与空气、日光、湿气等接触，或因微生物的作用，会发生氧化反应，继而发生异味、酸败等现象。油脂也易在脂酶影响下水解，形成甘油和脂肪酸而具有异味，如桃仁、杏仁、海狗肾、刺猬皮等。

**5. 挥发油**　挥发油在植物药材中分布较广，特别是伞形科、唇形科、樟科、姜科等植物中，含挥发油的药材，都具有不同程度的气味，长期与空气接触，气味会随之减弱，且在温度较高时，会加速挥发，如当归、白芷、荆芥、肉桂等。

**6. 色素**　一般饮片均含有不同的色素，特别是花类饮片。但有些色素不稳定，易受到日光、空气等影响而遭到破坏，受潮后也容易发霉、变色，如月季花、玫瑰花等。

（二）中药变异的外界因素

**1. 生物因素**　主要包括霉菌、鼠害和害虫。

（1）霉菌：霉菌是*丝状真菌*的俗称，它们往往能形成分枝繁茂的菌丝体，但又不像蘑菇那样产生大型的子实体。霉菌常寄生于有机体或腐生于粮食、食品、药材或其他产品上使之发霉变质。常见的霉菌有黑酵菌、云白菌、绿霉菌、蓝霉菌等，有的霉菌还可产生毒素，危害人体健康，如黄曲霉毒素、灰黄霉素、黄绿青霉素等。一般室温在20～35℃，相对湿度75%以上，霉菌极易萌发菌丝，生长繁殖，使淡豆豉、瓜蒌、肉苁蓉等发生霉变，腐烂变质而失效。

（2）鼠害：对中药的贮存会造成极大的危害，历来就是中药贮存中的防治对象之一。鼠类不仅易破坏中药的包装，偷食药材，还是传播病原微生物的媒介，把一些病毒、致病菌带到药材上，尤其死鼠危害更大。同时，其随处排泄粪便，也会对药材造成严重污染。

（3）害虫：据统计在常用的中药饮片中，被虫害的占40%左右。温度在18～35℃，药材含水量达13%以上及空气的相对湿度在70%以上时，最适宜害虫生长繁殖，尤其是蕲蛇、泽泻、党参、贝母、莲子等含蛋白质、淀粉、油脂、糖类较多的饮片，易被虫蛀。

**2. 物理因素**　主要是自然因素，包括空气、温度、湿度与光照。

（1）空气：空气中的氧和臭氧对药材的变质起着积极的作用，以氧化反应最为主要。如常见的牡丹皮、大黄、黄精等颜色变深，就是因为所含鞣质、油脂、糖类成分等与空气中的氧气接触而使药物发生变化。又如薄荷的变色、气味散失，也是氧化作用的结果。臭氧在空气中的含量虽然微少，但却是一个强氧化剂，可加速中药中有机物质，特别是脂肪油的变质。此外，害虫的生长发育及繁殖也离不开氧气。因此，改变空气成分的组成比例是防治害虫的有效途径之一。

（2）温度：药材对气温有一定的适应范围，在常温（15～20℃）下，药材成分基本稳定，利于贮存。但当温度升高至34℃以上时就会发生某些中药的变异，如饮片含水量会降低；含挥发油的药材气味变淡或散失；含糖类及黏液质的饮片容易发生霉变、虫蛀；含油脂的饮片因受热容易引起酸败泛油；动物胶类和部分树脂类，容易变软而粘结成块等。而温度低于0℃时，某些新鲜的中药，如鲜石斛、鲜芦根等，或含水量较多的药物，所含水分就会结冰，细胞壁及原生质受损，从而导致中药疗效降低。

（3）湿度：是指空气潮湿的程度。湿度的大小可引起中药的潮解、融化、糖质分解、霉变等各种变化。一般炮制品的绝对含水量在7%～13%，贮存环境的相对湿度应控制在35%～75%。当空气相对湿度达到75%，温度30℃时，很多饮片含水量增加，易发生霉变。特别是含糖类、黏液质、淀粉类的饮片容易吸潮，一些粉末状的药物发生粘连。相对湿度高于75%时，多数无机盐类矿物药都容易潮解，盐炙饮片和蜜炙饮片吸潮后容易霉变。但当相对湿度过低时，饮片的含水量又易逐渐降低，含结晶水的药物容易风化。

（4）日光：日光的照射是使中药发生变色、气味散失、挥发、风化、泛油的因素之一。直接的日光照射会使中药成分发生氧化、分解、聚合等光化反应，如油脂的酸败、苷类及维生素的分解、色素破坏等，从而引起中药变质。如含有色素的中药（番红花、红花、月季花等）会逐渐变色；绿色的某些全草、叶类等植物药（薄荷、藿香、大青叶、桑叶等）的颜色也会由深色褪为浅色，干燥易碎；含有挥发油类中药（当归、丁香、川芎）会降低或散失芳香味，从而影响中药质量。但日光中的紫外线和热能有较强的杀菌作用，又可以起到防霉的作用。

**3. 包装容器**　合理选择恰当的容器贮藏药品，不仅可以保护药品的完整和清洁，而且还能防止霉菌、虫害等的侵蚀，避免外界温度、湿度、有害气体和阳光等的影响，保证药品质量。常用的包装有陶瓷容器、玻璃容器、金属容器、木质容器、纸及硬纸包装、塑料包装等。不同的包装器具有不同的理化性质，在贮存中药时，必须根据药品的理化性质、贮存要求，选择恰当的容器。

如草本类、根茎类、藤本类、皮壳类、叶类等饮片宜用木质容器储藏，容器外用纸糊好后涂油漆，以不漏缝走气者为佳，能防止药材污染和虫蛾侵入。果实类、花类、根茎类、藻菌类、动物类饮片宜用金属容器储存，坚实耐用可预防虫伤、鼠咬和霉变，而且清查盘点方便；但易于传热，容易受酸碱及其他化学物质的腐蚀，尤其铁质容器受潮后易生锈，可使药材变黑败坏。故含酸性成分的药材、醋炒、盐炒的药材、含油脂的药材以及容易风化、潮解、怕热的药材均不宜使用金属容器。

陶制容器具有防潮、防燥、避光保色的作用，小口容器用于装果实、种子和易于风化潮解的饮片，大口容器可盛装含油脂的饮片。瓷质具有美观、避光保色等特点，敞口瓷器宜盛装熟地、天冬、枸杞、肉苁蓉等油润的饮片及蜜炙饮片；紧口瓷器宜盛装麝香、牛黄、冰片等芳香贵重药物。

### 三、中药的养护

中药养护就是采用传统与现代相结合的方法，减少贮藏过程中内、外界因素对中药质量产生的不良影响，确保中药临床应用安全有效的一门综合性技术。中药养护技术主要包括传统养护技术和现代养护技术。

#### (一) 传统养护技术

传统养护技术具有经济、有效、简便易行等有点，是目前饮片贮存养护中重要的基础措施，其方法大致有以下几种。

**1. 清洁养护法** 清洁卫生是防止仓虫入侵的最基本和最有效的方法，搞好中药与仓库的清洁卫生是一切防治工作的基础。

**2. 除湿养护法** 常用的有阴干法、通风法、吸湿防潮法。

阴干法，又称摊晾法，即将药材置于室内或阴凉处所，借温热空气的流动，吹去水分而干燥，适用于芳香性叶类、花类、果皮类等药材。

通风法是利用自然气候来调节库房的温湿度，一般应在晴天无雾及室外相对湿度低时开窗开门通风，起到降温防潮作用。

吸湿防潮法是利用除湿机或干燥剂来吸收空气或药物中的水分，保持贮存药物环境的干燥。如在条件较好的库房全部密封后放入干燥剂；或选择一定的容器放入适量的生石灰（或无水氯化钙），用薄木板隔开，在木板上放置药物，以吸收药物水分；还可利用日晒或采用加热烘干，使饮片的水分散失，保持干燥。

**3. 密封（密闭）养护法** 密封或密闭贮藏可以避免外界空气、光线、温度、湿度、微生物、害虫等对中药质量的影响，以防虫蛀和霉变。当气温逐渐升高，空气中相对湿度增大或当各种霉菌、害虫繁殖生长旺季时，则宜采用密封法或密闭法。一般可分为容器密封、罩帐密封和库房密封三大类。其中容器密封适用于量少、细贵、易变质的中药品种；罩帐密封就是塑料薄膜帐密封，适用于大宗药材或饮片量较大时的贮藏；库房密封比罩帐密封规模更大，但不宜将高水分品种和低水分品种混同贮藏，以防止高水分品种向低水分品种转移水分，影响低水分品种的安全贮藏。

**4. 低温养护法** 低温养护是利用机械制冷设备产生冷气，使药物贮存在低温状态下，以抑制害虫、霉菌的发生，达到安全养护的目的。一般分为阴凉（10～20℃）及冷贮（2～10℃）。特别是一些贵重的、受热易变质的中药，在2～10℃贮藏则不易产生走油、变色、霉变、虫蛀、气味散失、变色等现象。由于此法需要一定的设备，费用较大，故主要用于贵重药材，特别是容易霉蛀的药材以及无其他较好办法保管的药材。

南方地区在梅雨季节来临时，可将饮片贮藏于冷藏库中，温度以 2 ~ 10℃为宜，最好在梅季前进行，过了梅季才可以出库，同时温度不能低于 2℃，以免影响饮片质量。

**5. 高温养护法**　中药蛀虫对高温的抵抗力均很差，一般情况下温度高于 40℃，蛀虫就停止发育、繁殖，当温度高于 50℃时，蛀虫将在短时间内死亡。但含挥发油的饮片烘烤时温度不宜超过 60℃，以免影响饮片质量。

**6. 化学药剂养护**　本法主要适用于储存大量药材的仓库。但由于化学杀虫剂往往对人体也有不良影响，因此常选用不易残留的化学熏蒸法来灭菌杀虫。常用磷化铝或硫黄熏蒸，但需注意熏蒸后通风排毒。

**7. 对抗同贮养护**　将两种或两种以上中药存放在一起，相互克制起到防止虫蛀，霉变的一种养护方法。一般适用于数量不多的药物，如花椒与蕲蛇、金钱白花蛇、鹿茸、乌梢蛇、海马、海龙、蛤蚧等共同贮存可防虫。牡丹皮与泽泻、山药同贮可防牡丹皮变色以及泽泻、山药被虫蛀。牡丹皮与冬虫夏草同贮于低温干燥的地方，可使冬虫夏草久贮不坏。人参与细辛以及大蒜与土鳖虫、斑蝥同贮均可防虫；荜澄茄与人参、党参、三七、蕲蛇、白花蛇、鹿茸、乌梢蛇、海马、海龙、蛤蚧等同贮，既可可防虫，又可防霉。明矾与柏子仁同贮，可防虫霉、防走油等。但两种中药贮存在一起，其中一种有浓烈的气味，容易引起串味，对另一种中药的成分和临床疗效是否产生影响，目前尚无相关研究报道。另外，两种药在一起贮存，容易产生混药。此外，乙醇或高浓度白酒是良好的杀菌剂，某些药物与乙醇或白酒密封贮存，也是较好的养护方法。

### （二）现代养护技术

随着科学研究的不断发展，并根据 21 世纪无公害"绿色中药"的世界潮流，中药养护技术成功提出新技术，如气调养护法、远红外干燥技术、微波干燥技术、气幕防潮养护、$^{60}$Co-γ 射线辐射技术、气体灭菌技术、无菌包装技术、除氧剂封存养护技术、低氧低药量防治法、高频介质电热杀虫技术等。应根据中药的品种、特性、季节气温的变化采取不同的措施，对特殊中药应重点保护，做到科学养护，保证质量，降低耗损。

# 第六章　中药的功效概述

　　中药的功效是临床中药学用以概括中药特有医疗作用的专用术语，属于中药作用的一部分，而且是最为重要的一部分作用。

　　"功效"作为一个固定的词语，在《汉书》中已有广泛使用，在古代医药文献中也偶尔用以代指方药的治疗作用。但是，古代本草在论述药物时，往往功效与主治不分，当然就无功效专项可言了。如《神农本草经》谓五味子"主益气，咳逆上气，劳伤羸瘦，补不足，强阴，益男子精"。益气、补不足、强阴、益男子精等内容属于功效范畴，而咳逆上气、劳伤羸瘦则是主治。下迄晚清，不少本草仍沿用这种书写体例。

　　本草中对药物分项介绍始于南宋，当时虽然分列有多种项目，但实无功效专项。真正功效专项的出现是明代贾所学撰、李延昰补订的《药品化义》。该书对药物阐释按体、色、气、味、形、性、能、力八款进行，从其具体药物之"力"项来看，实为该药主要功效。如称槐花之"力"能凉血，石菖蒲之"力"能开窍等。继《药品化义》之后，清代《本草备要》《本草求真》《本草从新》诸书或将功效单列于药名之下，或作为眉批处理。这实际是将中药主要功效独立出来的特殊形式，也是分列中药功效专项的开始，为近代以来中药学设立功效专项的体例奠定了基础。

　　中药对人体的作用，可能发生有利的医疗作用，亦可能发生不良的反应，在本草文献中，常将此称为药物的"利"和"害"。中药对人体有利的医疗作用，习惯上叫作"功效"。其对人体的不良反应，则分别称为副作用或毒性作用。副作用是指药物在常用治疗剂量内出现的与治疗目的无关的不适反应，而且比较轻微，对人体危害不大，一旦停药后多易于消除。副作用的产生，与药物的加工炮制、配伍、用法、辨证是否准确、患者体质及禀赋等多种因素有关。但最主要的是一种中药有多种功效，对于某一证候，其中部分功效是有时与主治之证相宜的，另一部分功效则与证不宜，由此可能对人体产生不良影响而引起副作用。

　　中医理论认为，人体在健康状态下，脏腑经络和机体的生理活动正常，并与外界环境之间保持着"阴平阳秘"的动态平衡状态。当各种致病因素影响人体后，便会破坏这种协调和谐的关系，导致邪盛正衰，阴阳气血失常，脏腑经络功能紊乱等病理改变，危害健康或发生疾病。针对不同的病机，使用相应的中药，或祛除病邪，或扶助正气，或协调脏腑功能，纠正阴阳的盛衰，使机体恢复或重建其阴平阳秘的正常状态，这就是中药的基本作用。

## 一、功效的含义

中药的功效是在中医理论指导下对于药物治疗和保健作用的高度概括，是药物对于人体医疗作用在中医学范畴内的特殊表达形式。其在理论上、内容上和形式上都有别于其他医药学对药物作用的认识和表述，具有明显的中医药特色。

分列专项对中药功效进行系统介绍，是现代中药学有别于传统本草的重要特征。目前中药的功效，已成为临床中药学的核心内容。由于功效的纽带作用，中药的性能与主治、配伍应用等知识得以有机地联系在一起。中药的功效亦是中药进行现代研究的基本出发点和学科发展的最活跃部分。

## 二、功效的分类

每一种中药都有多种功效，因此功效内容十分复杂。但从中药功效的含义可知，有的功效是从对疾病的治疗中总结出来的，有的则是从用以保健后总结出来的。中医临床用药，虽以辨证论治为主，但历来并不偏废辨病给药和对症治疗。阐明功效的上述特性，可以更精确地识别和选用中药，也能更好地指导方药的实验研究。所以，很有必要对中药的功效进行分类。

**1. 治疗功效**　中医学的病因学说认为，致病因素不外乎是邪气外犯，正气内虚，引起生理失调，故中药的治疗功效相应的基本作用则是祛邪、扶正、调理脏腑功能，以纠正人体阴阳偏盛偏衰的病理现象，使之在最大程度上恢复到原有相对平衡的正常状态。

（1）对证治疗功效："证"是中医学的特有概念，是对疾病所处一定阶段的病因、病性、病位等做出的病理综合性概括。是对患者就诊时病情本质做出的诊断。对证功效是针对中医所特有的"证"发挥治疗作用的功效。如清热燥湿，主要针对"湿热证"发挥治疗作用。由于对证功效与证紧密相联，中医辨证施治中才使理法方药成为一个有机整体。

中药对证治疗功效的应用必须以正确认识证候为前提。由于中医有各种不同的辨证方法，诸如八纲辨证、脏腑辨证、六经辨证、三焦辨证、卫气营血辨证、气血津液辨证等，因而就有各种不同的证型，这些证型均从不同的角度反映了疾病当时的不同本质，为对证功效的概括奠定了基础。如石膏一药，在六经辨证中，是用以主治阳明经热证，相应具有清阳明经热的功效；在卫气营血辨证中，主要是用以主治气分热证的，相应具有清气分热的功效；而在脏腑辨证中，主要主治肺胃热证，则相应有清肺热、清胃热的功效。

（2）对病治疗功效："病"是对某种特定疾病全过程的特点与规律所作出的概括，代表着该病种的基本矛盾。对病功效就是针对中医的"病"发挥治疗作用的功效。如截疟、驱蛔虫等，分别针对疟疾、蛔虫病发挥治疗作用，体现了中医临床亦常辨病施治的特色。

（3）对症治疗功效：对症治疗功效是一类能消除或缓解患者某一自觉症状或临床体征的功效。这一作用，无论是从医药文献的记录、临床应用的实例，还是现代药理研究，均可得到肯定。如麻黄之平喘、生姜之止呕、延胡索之止痛、三七之止血，皆属"对症"之功效。

**2. 保健功效**　养生保健，历来是中华民族的优良传统，也是中医药学的重要组成部分和研究内容。中医养生学源远流长，在中医理论指导下，应用中药颐养身心、强健体质、预防疾病、延缓衰老、尽享天年，在一个人口众多、医疗资源相对匮乏的国家，成效卓著。

自《神农本草经》开始，在本草中记载有大量强身健体、调理情志、养心益智、延缓衰老之药，尤其是古代宫廷医学的盛行，为中药保健功效留下了宝贵的资料。

（1）预防功效：预防，是采用以药物为主的多种手段，防止某些疾病的发生和发展。中医学历来强调"治未病"，十分注意防病于未然。除适度锻炼身体、调养精神、顺应自然和注意饮食起居外，将中药用于防止、减少或减轻某些特定疾病（尤其是传染病）发生的作用，成为中药的预防功效。如张仲景用苍术"辟一切恶气"，《本草纲目》认为佩兰等药煎汤沐浴，可"辟疫气"。现代药理及临床研究也证明苍术烟熏有明显的杀灭多种病原微生物作用，可用于室内空气消毒。

（2）养生功效：凡中药用以增强人体适应能力，强身健体，调理情志，养护脏腑，延缓衰老等方面的作用，均属于中药的养生功效。

中医养生学，独具特色，优势明显，不但为国人所遵信，而且越来越受到国际的重视。中药的养生功效在古代本草学家早已认识，也为现代药理实验证明。如《神农本草经》认为灵芝久食可"轻身不老，延年"。研究表明，灵芝可以明显地延长家蚕的生命时限，也可以明显地延长果蝇的平均寿命。《开宝本草》记载何首乌"黑须发，悦颜色，久服长筋骨，益精髓，延年不老"，中医临床以之为主药组成之"七宝美髯丹""首乌延寿丹"久用不衰，现代研究也发现何首乌延缓衰老是通过抗氧化等多环节发挥作用的。

# 各 论

## 第七章 解表药

### 第一节 发散风寒药

## 麻 黄

【来源】麻黄科植物草麻黄 *Ephedra sinica* Stapf.，中麻黄 *Ephedra intermedia* Schrenk et C.A.Mey. 或木贼麻黄 *Ephedra equisetina* Bge. 的干燥草质茎。

【产地】主产于内蒙古、山西、陕西、宁夏等省区。

【植物形态】

**1. 草麻黄** 草本状小灌木，茎高 20～40cm，分枝较少，木质茎短小，匍匐状，草质茎绿色，长圆柱形，直立。节间长 2.5～6cm。见图 7-1。

**2. 中麻黄** 直立灌木，高达 1m 以上。草质茎分枝多，节间长 2～6cm。

**3. 木贼麻黄** 直立灌木，高达 1m。草质茎分枝较多，黄绿色，节间短而纤细，长1.5～3cm。见图 7-2。

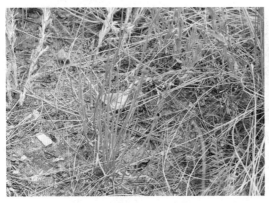

图 7-1 麻黄植物（草麻黄）

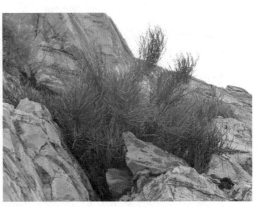

图 7-2 麻黄植物（木贼麻黄）

**辨识要点：麻黄灌木草质茎，草少中多木较多。**

**【炮制品种】**

**1. 麻黄** 原材料去除木质茎、残根及杂质，抖净灰屑，切段；或洗净后稍润，切段，干燥。

**2. 蜜麻黄** 炼蜜加适量开水稀释，淋入麻黄段中拌匀，闷润，置炒制容器内，用文火加热，炒至不黏手时，取出晾凉。每 100kg 麻黄段用 20kg 炼蜜。

**3. 麻黄绒** 取麻黄段，碾绒，筛去粉末。

**【药材及饮片特点】**

**1. 麻黄** 草质茎，长约 1～2cm 的小段，外表为黄绿色，节间有多条纵条纹，手感粗糙，质脆，易折断，折断后切面呈红棕色（玫瑰心）。叶退化成膜质鳞叶。气香，味涩、微苦。见图 7-3。

**2. 蜜麻黄** 表面深黄色，微有光泽，稍有黏性，有蜜香味。

**辨识要点：朱心麻黄色黄绿，节间纵纹膜质叶，质脆易断味苦涩，发汗平喘又利水。**

**【性味归经】**辛、微苦，温。归肺、膀胱经。

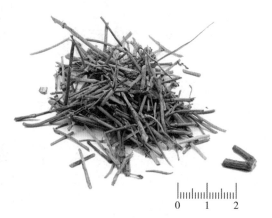

图 7-3 麻黄药材

**【功效与主治】**发汗解表，宣肺平喘，利水消肿。用于风寒感冒，胸闷喘咳，风水浮肿；支气管哮喘。其中生麻黄发汗解表，利水消肿效优，多用于外感风寒表实无汗证及风水水肿；蜜麻黄偏于润肺止咳，多用于表证已解，气喘咳嗽。麻黄绒发汗力弱，多用于年老体弱及小儿外感风寒之表证。

# 桂 枝

**【来源】**樟科植物肉桂 *Cinnamomum cassia* Presl 的干燥嫩枝。

**【产地】**主产于广东、广西等地。

**【炮制品种】**桂枝 除去杂质，稍泡，洗净，润透，切薄片，晾干。

**【药材及饮片特点】**桂枝表面红棕色至棕色，有纵棱线、细皱纹及小疙瘩状的叶痕、枝痕、芽痕，皮孔点状。质硬而脆，易折断。切片断面皮部红棕色，木部黄白色至浅黄棕色，髓部略呈方形。有特异香气，味甜、微辛，皮部味较浓。见图 7-4。

**辨识要点：特异香气是桂枝，表皮红棕木部白。**

**【性味归经】**辛、甘，温。归心、肺、膀胱经。

**【功效与主治】**发汗解肌，温经通脉，助阳化气，平冲降逆。用于风寒感冒，脘腹冷痛，血寒经闭，关节痹痛，痰饮，水肿，心悸，奔豚。

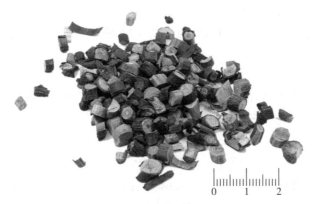

图 7-4　桂枝药材

# 紫苏叶（附：紫苏梗）

【来源】唇形科植物紫苏 *Perilla frutescens*（L.）Britt. 的干燥叶（或带嫩枝）。

【产地】主产于江苏、浙江、河北等省。

【植物形态】一年生草本，具特异香气。茎钝四棱形，绿色或绿紫色，密被长柔毛。叶对生，叶片卵形至宽卵形，边缘有粗锯齿，两面绿色或紫色或仅下面紫色，具柔毛并有细腺点。轮伞花序组成偏向一侧的顶生及腋生总状花序，密被长柔毛。见图 7-5。

辨识要点：**气香卵形叶对生，轮伞花序茎四棱。**

【炮制品种】紫苏叶　除去杂质和老梗，稍浸，润透，干燥。

【药材及饮片特点】紫苏叶叶片多皱缩卷曲、碎破，完整者展平后呈卵圆形，先端长尖或急尖，基部圆形或宽楔形，边缘具圆锯齿。两面紫色或上表面绿色，下表面紫色，疏生灰白色毛，下表面有多数凹点状的腺鳞。叶柄紫色或紫绿色。质脆。带嫩枝者紫绿色，断面中部有髓。气清香，味微辛。见图 7-6。

辨识要点：**紫苏叶背紫红色，疏生白毛气清香。**

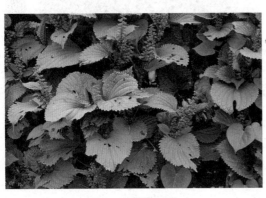

图 7-5　紫苏植物

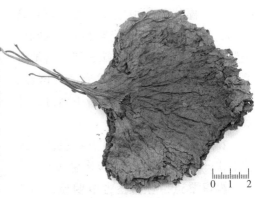

图 7-6　紫苏叶药材

【性味归经】辛，温。归肺、脾经。

【功效与主治】解表散寒，行气和胃。用于风寒感冒，咳嗽呕恶，妊娠呕吐，鱼蟹中毒。

【附药】紫苏梗

为唇形科植物紫苏 *Perilla frutescens*（L.）Britt. 的干燥茎。辛，温。归肺、脾经。理气宽中，止痛，安胎。用于胸膈痞闷，胃脘疼痛，嗳气呕吐，胎动不安。

# 香　薷

【来源】唇形科植物石香薷 *Mosla chinensis* Maxim. 或江香薷 *M. chinensis* 'JiangXiangru' 的干燥地上部分。前者习称"青香薷"，后者习称"江香薷"。

【产地】青香薷主产于广东、广西、福建、湖南等地；江香薷主产于江西、浙江。

【植物形态】

**1.青香薷**　长 30 ～ 50cm，基部紫红色，上部黄绿色或淡黄色，全体密被白色茸毛。茎方柱形，节明显，质脆，易折断。叶对生，多皱缩或脱落，叶片展平后呈长卵形或披针形，暗绿色或黄绿色，边缘有 3 ～ 5 疏浅锯齿。穗状花序顶生及腋生，花萼钟状，淡紫红色或灰绿色。小坚果 4，直径 0.7 ～ 1.1cm，近圆球形，具网纹。

**2.江香薷**　长 55 ～ 66cm，表面黄绿色，质较柔软。叶边缘有 5 ～ 9 疏浅锯齿。果实直径 0.9 ～ 1.4cm，表面具疏网纹。

**辨识要点：唇形香薷香气浓，茎方柱形花穗状。**

【炮制品种】香薷　除去残根及杂质，切段。

【药材及饮片特点】

**1.青香薷**　本品基部紫红色，上部黄绿色或淡黄色，全体密被白色茸毛。茎方柱形；质脆，易折断。叶对生，多皱缩或脱落，叶片展平后呈长卵形或披针形，暗绿色或黄绿色，边缘有 3 ～ 5 疏锯齿。穗状花序顶生及腋生，苞片宽卵形，脱落或残存；花萼宿存，钟状，淡紫红色或灰绿色，先端 5 裂，密被茸毛。小坚果 4 枚，近圆球形，具网纹，网间隙下凹呈浅凹状。气清香而浓，味微辛而凉。见图 7-7。

**2.江香薷**　本品表面黄绿色，质地较柔软，叶片边缘有 5 ～ 9 疏锯齿。

**辨识要点：香薷茎方节明显，茎紫叶绿被白毛，气清而香味辛凉。**

【性味归经】辛，微温。归肺、胃经。

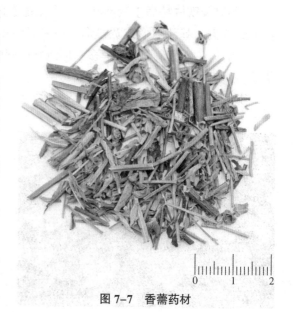

图 7-7　香薷药材

【功效与主治】发汗解表，化湿和中。用于暑湿感冒，恶寒发热，头痛无汗，腹痛吐泻，水肿，小便不利。

# 荆芥（附：荆芥穗）

【来源】唇形科植物荆芥 *Schizonepeta tenuifolia* Briq. 的干燥地上部分。

【产地】主产于江苏、浙江、河南、河北等省。

【植物形态】一年生直立草本，高 0.3 ～ 1m，被灰白色短柔毛，有强烈香气，茎方形，基部带紫色，上部多分枝，叶对生，指状三裂，两面被短柔毛，下有腺点。轮伞花序密生于枝端而成间断的假穗状。花萼钟状，花冠唇形，青紫色或淡红色。见图 7-8。

辨识要点：**气香穗长茎方形，轮伞花序叶对生。**

【炮制品种】

**1. 荆芥**　除去杂质，喷淋清水，洗净，润透，于 50℃烘 1 小时，切段，干燥。

**2. 荆芥炭**　取荆芥段，照炒炭法炒至表面焦黑色，内部焦黄色，喷淋清水少许，熄灭火星，取出，晾干。

【药材及饮片特点】

**1. 荆芥**　本品呈不规则的段，茎呈方柱形，表面淡黄绿色或淡紫红色，被短柔毛，切面类白色。叶对生，多已脱落，穗状轮伞花序顶生气芳香，味微涩而辛凉。见图 7-9。

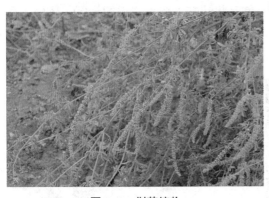

图 7-8　荆芥植物

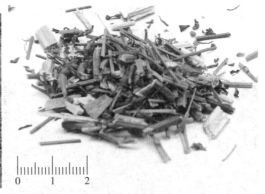

图 7-9　荆芥药材

**2. 荆芥炭**　本品呈不规则的段。全体黑褐色，茎方柱形，体轻，质脆，断面焦黑色，叶对生，多已脱落。花冠多脱落，宿萼钟状。略具焦香气，味苦而辛。

辨识要点：**荆芥方柱皮紫红，穗状花序叶多落。**

【性味归经】

**1. 荆芥**　辛，微温。归肺、肝经。

**2. 荆芥炭**　辛、涩，微温。归肺、肝经。

【功效与主治】

**1. 荆芥**　解表散风，透疹，消疮。用于感冒，头痛，麻疹，风疹，疮疡初起。

**2. 荆芥炭** 收敛止血，用于便血，崩漏，产后血晕。

【附药】荆芥穗

为唇形科植物荆芥 *Schizonepeta tenuisfolia* Briq. 的干燥花穗。辛，微温。归肺、肝经。解表散风，透疹，消疮。用于感冒，头痛，麻疹，风疹，疮疡初起。

【相似饮片鉴别】香薷与荆芥

相同点：两药都是唇形科植物，药用地上部分。均为茎、叶、花混合切段，茎均为方柱形，上均被白色短柔毛，断面均有海绵状的类白色髓部。

不同点：香薷表面淡黄色，且用手搓碎后鼻嗅有痱子粉似的香气，味凉而微辛。荆芥表面淡紫红色，气芳香，味辛凉而微涩。

# 防 风

【来源】伞形科植物防风 *Saposhnikovia divaricata*（Turcz.）Schischk. 的干燥根。

【产地】主产于东北及内蒙古东部。

【植物形态】多年生草本，高80cm，茎单生，二歧分枝。基生叶有长柄，二至三回羽裂，裂片楔形。复伞形花序，花小，白色。见图7-10。

**辨识要点：白色复伞形花序，叶片羽裂呈楔形。**

【炮制品种】防风 除去杂质，洗净，润透，切厚片，干燥。

【药材及饮片特点】呈圆形或椭圆形的厚片。外表皮灰棕色，有纵皱纹，有的可见横长皮孔样突起、密集的环纹或残存的棕褐色毛状叶基（俗称"蚯蚓头"）。体轻，质松，易折断，断面不平坦，皮部浅棕色，有裂隙，木部浅黄色，具放射状纹理（俗称"红眼圈"）。气特异，味微甘。见图7-11。

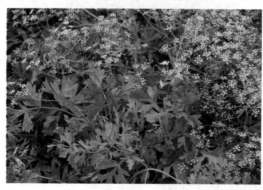
图7-10 防风植物

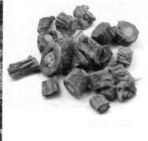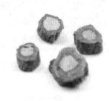
图7-11 防风药材

**辨识要点：根头形似蚯蚓头，表皮灰棕体质轻，断面纹理放射状，外棕内黄红眼圈。**

【性味归经】辛、甘，微温。归膀胱、肝、脾经。

【功效与主治】祛风解表，胜湿止痛，止痉。用于感冒头痛，风湿痹痛，风疹瘙痒，破伤风。

# 羌 活

【来源】伞形科植物羌活（背翅芹）*Notopterygium incisum* Ting ex H. T. Chang 或宽叶羌活 *Notopterygium forbesii* Boiss. 的干燥根茎及根。

【产地】主产于四川、青海、甘肃等地。

【炮制品种】羌活 除去杂质，洗净，润透，切厚片，晒干。

【药材及饮片特点】

**1. 羌活** 本品呈厚片状。表面棕褐色至黑褐色，外皮脱落处为黄色，常见紧密环节，节上有多数点状或瘤状突起的根痕及棕色破碎鳞片。体轻，质脆，易折断。断面不平整，有多数裂隙，皮部黄棕色至暗棕色，油润，有棕色油点（俗称"朱砂点"），木部黄白色，射线明显（菊花状），髓部黄色至黄棕色。气香，味微苦而辛。见图7-12。

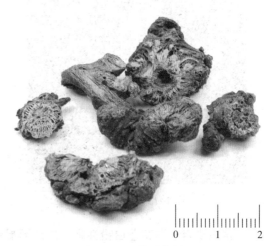

**图 7-12 羌活药材**

**2. 宽叶羌活** 断面略平坦，皮部浅棕色，木部黄白色。气味较淡。

辨识要点：外皮棕褐隆疣节，断面菊纹朱砂点，皮部黄棕木黄白，射线明显气香浓。

【性味归经】辛、苦，温。归膀胱、肾经。

【功效与主治】解表散寒，祛风除湿，止痛。用于风寒感冒头痛，风湿痹痛，肩背酸痛。

# 白 芷

【来源】伞形科植物白芷 *Angelica dahurica*（Fisch.ex Hoffm.）Benth. et Hook.f. 或杭白芷 *Angelica dahurica*（Fisch.ex Hoffm.）Benth. et Hook.f.var. *formosana*（Boiss.）Shan et Yuan 的干燥根。

【产地】白芷产于河南长葛、禹县者习称"禹白芷"；产于河北安国者习称"祁白芷"。杭白芷产于浙江、福建、四川等省，习称"杭白芷"和"川白芷"。

【植物形态】白芷为多年生草本。高 1～2m。根圆锥形；茎粗壮中空，常带紫色，近花序处有短毛。基生叶有长柄，基部叶鞘紫色，叶片二至三回三出式羽状分裂，最终裂片长圆形、卵圆形或披针形，边缘有不规则的白色骨质粗锯齿。复伞形花序，花白色。见图7-13。

杭白芷与白芷的区别在于其植株较矮；根上方近方形，皮孔样突起大而明显；茎及叶鞘多为黄绿色。

辨识要点：紫色短毛茎中空，叶片羽裂白锯齿。

【炮制品种】白芷　除去杂质，分开大小个，略浸，润透，切厚片，干燥。

【药材及饮片特点】呈类圆形的厚片，表面灰棕色或黄棕色。质坚实，断面白色或灰白色，粉性，形成层环棕色，近方形或近圆形，皮部散有多数棕色油点。气芳香，味辛，微苦。见图7-14。

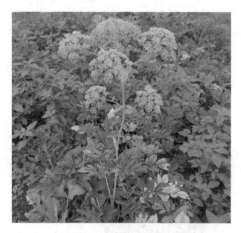

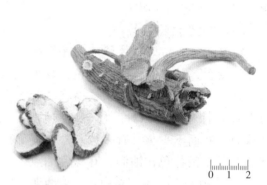

图7-13　白芷植物　　　　　　　　　　图7-14　白芷药材（个子药和饮片）

辨识要点：白芷色白粉性强，层环明显形方圆，皮部油点气芳香。

【性味归经】辛，温。归胃、大肠、肺经。

【功效与主治】解表散寒，祛风止痛，宣通鼻窍，燥湿止带，消肿排脓。用于感冒头痛，眉棱骨痛，鼻塞流涕，鼻衄，鼻渊，牙痛，带下，疮疡肿痛。

# 细　辛

【来源】马兜铃科植物北细辛 *Asarum heterotropoides* Fr. Schmidt var. *mandshuricum*（Maxim.）Kitag.、汉城细辛 *Asarum sieboldii* Miq. var. *seoulense* Nakai 或华细辛 *Asarum sieboldii* Miq. 的干燥全草。前两种习称"辽细辛"，后一种习称"华细辛"。

【产地】辽细辛主产于辽宁、吉林、黑龙江。华细辛主产于陕西。

【炮制品种】细辛　除去杂质，喷淋清水，稍润，切段，阴干。

【药材及饮片特点】呈不规则的段，根茎呈不规则圆形，外表皮灰棕色，有时可见环形的节。根细，表面灰黄色，平滑或具纵皱纹。切面黄白色或白色。气辛香，味辛辣、麻舌。见图7-15。

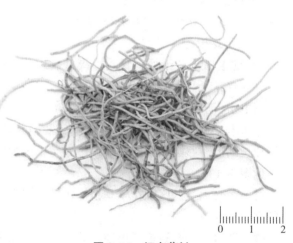

图7-15　细辛药材

辨识要点：根细气辛香，味辛麻舌切面白。

【性味归经】辛，温。归心、肺、肾经。

【功效与主治】解表散寒，祛风止痛，通窍，温肺化饮。用于风寒感冒，头痛，牙痛，鼻塞鼻渊，风湿痹痛，痰饮喘咳。

# 辛　夷

【来源】木兰科植物望春花 *Magnolia biondii* Pamp.、玉兰 *Magnolia denudata* Desr. 或武当玉兰 *Magnolia sprengeri* Pamp. 的干燥花蕾。

【产地】望春花主产于河南及湖北；玉兰主产于安徽安庆；武当玉兰主产于四川北川、湖北、陕西。

【植物形态】

**1. 望春花**　落叶乔木，干直立，小枝除枝梢外均无毛。单叶互生，具短柄，叶片长圆状披针形或卵状披针形，先端渐尖，基部圆形或楔形，全缘，两面均无毛，幼时下面脉上有毛。花先叶开放，单生枝顶，花瓣白色，6 片，每 3 片排成 1 轮。

**2. 武当玉兰**　与望春花相似，但叶倒卵形或倒卵状长圆形，先端钝或突尖，叶背面中脉两侧和脉腋密被白色长毛。花大，萼片与花瓣共 12 片，二者无明显区别，外面粉红色，内面白色。

**3. 玉兰**　叶片为倒卵形或倒卵状矩圆形，先端宽而突尖，基部宽楔形，叶背面及脉上有细柔毛。春季开大形白色花，萼片与花瓣共 9 片，大小近相等，且无明显区别，矩圆状倒卵形。

辨识要点：辛夷乔木用花蕾，先花后叶单互生。

【炮制品种】辛夷　除去枝梗，阴干。

【药材及饮片特点】

**1. 望春花**　呈长卵形，似毛笔头，长 1.2～2.5cm，直径 0.8～1.5cm。基部常具短梗，梗上有类白色点状皮孔。苞片 2-3 层，每层 2 片，两层苞片间有小鳞芽，苞片外表面密被灰白色或灰绿色茸毛，内表面类棕色，无毛。体轻，质脆。气芳香，味辛凉而稍苦。见图 7-16。

**2. 玉兰**　长 1.5～3cm，直径 1～1.5cm。基部枝梗较粗壮，皮孔浅棕色。苞片外表面密被灰白色或灰绿色茸毛。

**3. 武当玉兰**　长 2～4cm，直径 1～2cm。基部枝梗粗壮，皮孔红棕色。苞片外表面密被淡黄色或淡黄绿色茸毛，有的最外层苞片茸毛已脱落而呈黑褐色。

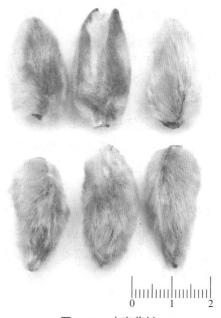

图 7-16　辛夷药材

辨识要点：**花蕾长卵毛笔头，体轻质脆气芳香。**

【性味归经】辛，温。归肺、胃经。

【功效与主治】散风寒，通鼻窍。用于风寒头痛，鼻塞流涕，鼻衄，鼻渊。

# 第二节　发散风热药

## 薄　荷

【来源】唇形科植物薄荷 *Mentha haplocalyx* Briq. 的干燥地上部分。

【产地】主产于江苏的太仓及浙江、湖南等省。江苏省是薄荷的主产区。

【植物形态】多年生芳香草本，茎直立，高 20～80cm，方形，具分枝。单叶对生，叶片宽披针形、长椭圆形或卵形。轮伞花序腋生，萼钟形，花冠淡紫色。见图 7-17。

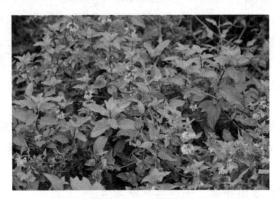

**图 7-17　薄荷植物**

辨识要点：**芳香草本茎四棱，轮伞花序叶对生。**

【炮制品种】薄荷　除去老茎及杂质，略喷清水，稍润，切短段，及时低温干燥。

【药材及饮片特点】薄荷呈不规则的段，茎方柱形，表面紫棕色或淡绿色，具纵棱，棱角处具茸毛，断面白色，髓部中空。上表面深绿色，下表面灰绿色，稀被茸毛，有凹点状腺鳞。轮伞花序腋生，花萼钟状，先端 5 齿裂，花冠淡紫色。揉搓后有特殊清凉香气，味辛凉。见图 7-18。

辨识要点：**薄荷气香味辛凉，茎有纵棱形四方。**

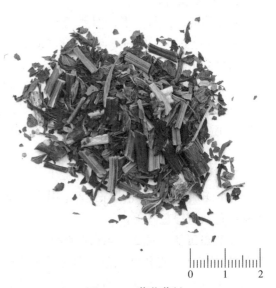

**图 7-18　薄荷药材**

【性味归经】辛，凉。归肝、肺经。

【功效与主治】疏散风热，清利头目，利咽，透疹，疏肝行气。用于风热感冒，风温初起，头痛，目赤，喉痹，口疮，风疹，麻疹，胸胁胀闷。

# 牛蒡子

【来源】菊科植物牛蒡 *Arctium lappa* L. 的干燥成熟果实。

【产地】主产于东北、浙江等地。四川、湖北、河北、河南等省亦产。

【植物形态】两年生大型本草，高 1 ～ 2m，上部多分枝。根粗壮，肉质，圆锥形。基生叶大形，丛生，有长柄。茎生叶互生，有柄，叶片广卵形或心形，基部心形。头状花序，花小，淡红色或红紫色。见图 7-19。

**辨识要点：菊科牛蒡用果实，头状花序根肉质。**

【炮制品种】

**1. 牛蒡子**　除去杂质，洗净，干燥。用时捣碎。

**2. 炒牛蒡子**　取净牛蒡子，照清炒法炒至略鼓起、微有香气。用时捣碎。

【药材及饮片特点】

**1. 牛蒡子**　呈长倒卵形，略扁，微弯曲，表面灰褐色，带紫黑色斑点，有数条纵棱，通常中间 1 ～ 2 条较明显。顶端钝圆，稍宽，顶面有圆环，中间具点状花柱残迹；基部略窄，着生面色较淡。果皮较硬，子叶 2，淡黄白色，富油性。气微，味苦后微辛而稍麻舌。见图 7-20。

**2. 炒牛蒡子**　形如牛蒡子，色泽加深，略鼓起。微有香气。

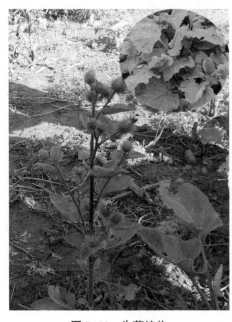

图 7-19　牛蒡植物

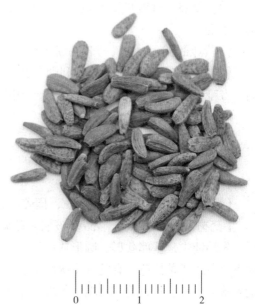

图 7-20　牛蒡子药材

辨识要点：**倒卵果实灰褐色，身披紫黑斑点衣；果皮较硬有纵棱，味苦后辛稍麻舌。**

【性味归经】辛、苦，寒。归肺、胃经。

【功效与主治】疏散风热，宣肺透疹，解毒利咽。用于风热感冒，咳嗽痰多，麻疹，风疹，咽喉肿痛，痄腮，丹毒，痈肿疮毒。

# 蝉　蜕

【来源】蝉科昆虫黑蚱 *Cryptotympana pustulata* Fabricius 的幼虫羽化时脱落的皮壳。

【产地】主产于山东、河北、河南、江苏、浙江等地。

【炮制品种】蝉蜕　除去杂质，洗净，晒干。

【药材及饮片特点】蝉蜕略呈椭圆形而弯曲，长约3.5cm，宽约2cm。表面黄棕色，半透明，有光泽。头部有丝状触角1对，多已断落，复眼突出。额部先端突出，口吻发达，上唇宽短，下唇伸长成管状。胸部背面呈十字形裂开，裂口向内卷曲，脊背两旁具小翅2对；腹面有足3对，被黄棕色细毛。腹部钝圆，共9节。体轻，中空，易碎。无臭，味淡。见图7-21。

辨识要点：**蝉蜕皮薄半透明，易碎无臭体中空。**

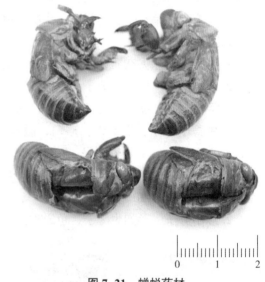

图 7-21　蝉蜕药材

【性味归经】甘，寒。归肺、肝经。

【功效与主治】疏散风热，利咽开音，透疹，明目退翳，解痉。用于风热感冒，咽痛，音哑，麻疹不透，风疹瘙痒，目赤翳障，惊风抽搐，破伤风。

# 桑　叶

【来源】桑科植物桑 *Morus alba* L. 的干燥叶。

【产地】全国大部分地区均产。

【炮制品种】桑叶　除去杂质，搓碎，去柄，筛去灰屑。

【药材及饮片特点】本品多皱缩、破碎。完整者有柄，叶片展平后呈卵形或宽卵形，先端渐尖，基部截形、圆形或心形，边缘有锯齿或钝锯齿，有的不规则分裂。上表面黄绿色或浅黄棕色，有的有小疣状突起；下表面颜色稍浅，叶脉突出，小脉网状，脉上被疏毛，脉基具簇毛。质脆。气微，味淡、微苦涩。见图7-22。

辨识要点：**桑叶卵形多皱缩，叶脉网状被疏毛。**

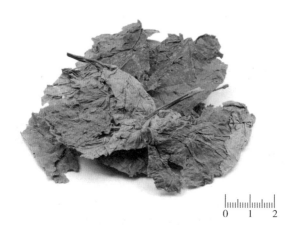

图 7-22　桑叶药材

【**性味归经**】甘、苦，寒。归肺、肝经。

【**功效与主治**】疏散风热，清肺润燥，平抑肝阳，清肝明目。用于风热感冒，肺热燥咳，头晕头痛，目赤昏花。

# 菊　花

【**来源**】菊科植物菊 *Chrysanthemum morifolium* Ramat. 的干燥头状花序。

【**产地**】主产于安徽、浙江、江苏、河南等省。药材按产地和加工方法不同，分为"亳菊""滁菊""贡菊""杭菊"。

【**植物形态**】多年生草本植物，高 60～150cm，茎直立，上部多分枝。叶互生，卵形或卵状披针形，边缘具有粗大锯齿或深裂成羽状，基部楔形。头状花序顶生或腋生，白色、黄色或淡红色。

**辨识要点：头状花序茎直立，叶缘锯齿羽状裂。**

【**炮制品种**】菊花　拣净叶梗、花柄及泥屑杂质，干燥。

【**药材及饮片特点**】

**1. 亳菊**　本品呈倒圆锥形或圆筒形，有时稍压扁呈扇形，离散。总苞碟状；总苞片 3～4 层，卵形或椭圆形，草质，黄绿色或褐绿色，外面被柔毛，边缘膜质。花托半球形，无托片或托毛。舌状花数层，雌性，位于外围，类白色，劲直，上举，纵向折缩，散生金黄色腺点；管状花多数，两性，位于中央，为舌状花所隐藏，黄色，顶端 5 齿裂。瘦果不发育，无冠毛。体轻，质柔润，干时松脆。气清香，味甘、微苦。见图 7-23。

**2. 滁菊**　本品呈不规则球形或扁球形，舌状花尖白色，不规则扭曲，内卷，边缘皱缩，有时可见淡褐色腺点；管状花大多隐藏。

**3. 贡菊**　本品呈扁球形或不规则球形，舌状花白色或类白色，斜升，上部反折，边缘稍内卷而皱缩，通常无腺点；管状花少，外露。

**4. 杭菊**　本品呈碟形或扁球形，常数个相连成片。舌状花类白色或黄色，平展或微折叠，彼此粘连，通常无腺点；管状花多数，外露。

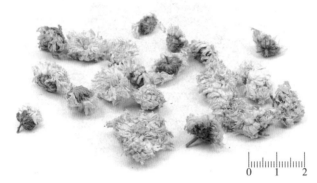

图7-23　菊花药材（亳菊）

**辨识要点：菊花花序呈头状，味甘微苦气清香。**

【**性味归经**】甘、苦，微寒。归肺、肝经。

【**功效与主治**】散风清热，平肝明目，清热解毒。用于风热感冒，头痛眩晕，目赤肿痛，眼目昏花，疮痈肿毒。

# 柴　胡

【**来源**】伞形科植物柴胡 *Bupleurum chinense* DC. 或狭叶柴胡 *Bupleurum scorzonerifolium* Willd. 的干燥根。按性状不同，分别习称"北柴胡"和"南柴胡"。

【**产地**】北柴胡主产于河北、河南、辽宁、湖北等省。南柴胡主产于湖北、四川、安徽、黑龙江等省。

【**植物形态**】柴胡为多年生草本，根常有分枝。茎丛生或单生，实心，上部多分枝，略呈"之"字形弯曲。基生叶倒披针形或狭椭圆形，早枯；中部叶有平行脉7～9条。复伞形花序，花鲜黄色。见图7-24。

狭叶柴胡与上种主要区别：主根较发达，常不分枝；基生叶有长柄；叶片平行脉5～7条。

**辨识要点：伞形花序"之"字弯，草本茎实平行脉。**

【**炮制品种**】

**1. 柴胡**　除去杂质及残茎，洗净，润透，切厚片，干燥。

**2. 醋柴胡**　取柴胡片，照醋炙法炒干。

【**药材及饮片特点**】

**1. 北柴胡**　本品呈不规则厚片。表面黑褐色或浅棕色，具纵皱纹、支根痕及皮孔。质硬而韧，不易折断，断面淡黄色、显纤维性。气微香，味微苦。见图7-25。

**2. 南柴胡**　本品呈类圆形或不规则片，外表皮红棕色或黑褐色，有时可见根头处具细密环纹或有细毛状枯叶纤维。切面黄白色，平坦，有败油气。

**3. 醋柴胡**　形似柴胡，微有醋香气。

**辨识要点：柴胡似柴多纤维，北柴质韧味微苦，南柴断面黄白败油气。**

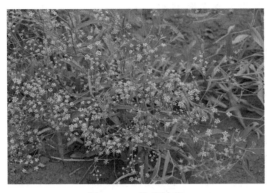

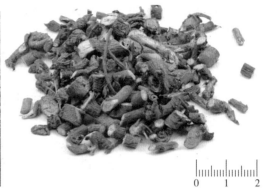

图 7-24 柴胡植物          图 7-25 柴胡药材

【性味归经】辛、苦，微寒。归肝、胆、肺经。

【功效与主治】疏散退热，疏肝解郁，升举阳气。用于感冒发热，寒热往来，胸胁胀痛，月经不调，子宫脱垂，脱肛。其中生柴胡疏散退热力强，常用于治疗感冒发热，寒热往来，也可用于升举阳气；醋柴胡偏入肝经，疏肝解郁效优，常用于胸胁胀痛，月经不调。

# 葛 根

【来源】豆科植物野葛 *Pueraria lobata*（Willd.）Ohwi 的干燥根。

【产地】主产于湖南、河南、四川、浙江等地。

【植物形态】藤本，全株被黄褐色长毛。块根肥大，富含淀粉。三出复叶，互生。基部不对称，先渐尖，全缘或波状浅裂，下面有粉霜，两面被糙毛，托叶盾状，小托叶针状。总状花序腋生。见图 7-26。

**辨识要点：葛根藤本根肥大，托叶盾状花腋生。**

【炮制品种】葛根　除去杂质，洗净，润透，切厚片，晒干。

【药材及饮片特点】

**1. 葛根**　本品呈不规则厚片、粗丝或边长为 5 ～ 12mm 的方块。切面浅黄棕色至棕黄色。质韧，纤维性强。气微，味微甜。见图 7-27。

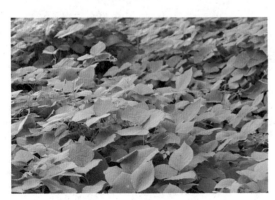

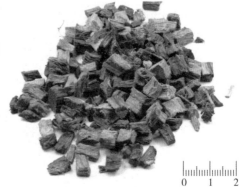

图 7-26 葛根植物          图 7-27 葛根药材

**辨识要点：葛根质韧色棕黄，纤维性质地韧，气微撕裂有粉尘。**

**2. 粉葛**　本品呈不规则厚片或立方块状，外表面黄色或浅棕色。切面黄白色，横切面有时可见由纤维形成的浅棕色同心性环纹，纵切面可见由纤维形成的数条纵纹。体重，质硬，富粉性，气微，味微甜。

**辨识要点：粉葛体重质地硬，粉性明显色黄白，切面同心纤维环。**

【性味归经】甘、辛，凉。归脾、胃、肺经。

【功效与主治】解肌退热，生津止渴，透疹，升阳止泻，通经活络，解酒毒。用于外感发热头痛，项背强痛，口渴，消渴，麻疹不透，热痢，泄泻，眩晕头痛，中风偏瘫，胸痹心痛，酒毒伤中。

# 第八章　清热药

## 第一节　清热泻火药

### 石　膏

【来源】硫酸盐类矿物硬石膏族石膏，主含含水硫酸钙（$CaSO_4 \cdot 2H_2O$）。

【产地】主产于湖北、安徽、河南、山东。

【炮制品种】

**1. 生石膏**　洗净，干燥，打碎，除去杂石，粉碎成粗粉。

**2. 煅石膏**　取净石膏，在无烟炉火中或坩埚内煅至酥松，取出晾凉，打碎。

【药材及饮片特点】

**1. 生石膏**　为纤维状的集合体，呈长块状、板块状或不规则块状。白色、灰白色或淡黄色，有的半透明。体重，质软，纵断面具绢丝样光泽。无臭，味淡。见图 8-1。

**2. 煅石膏**　为白色的粉末或酥松块状物，表面透出微红色的光泽，不透明。体较轻，质软，易碎，捏之成粉。气微，味淡。

**辨识要点：石膏白色半透明，体重质软绢丝样，煅后酥松色微红，体轻质软易成粉。**

【性味归经】

**1. 生石膏**　甘、辛，大寒。归肺、胃经。

**2. 煅石膏**　甘、辛、涩，寒。归肺、胃经。

【功效与主治】生用清热泻火，除烦止渴；煅用收湿，生肌，敛疮，止血。用于外感热病，高热烦渴，肺热喘咳，胃火亢盛，头痛，牙痛，溃疡不敛，水火烫伤，外伤出血，湿疹湿疮。

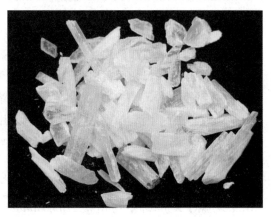

**图 8-1　石膏药材**

# 知　母

【来源】百合科植物知母 *Anemarrhena asphodeloides* Bge. 的干燥根茎。

【产地】主产于河北省。山西、内蒙古、陕西、东北的西部等地亦产。

【植物形态】多年生草本，根茎横走。叶丛生，线性，质硬。花茎直立，从叶丛中生出，长形穗状花序。见图 8-2。

辨识要点：根茎横走毛知母，花茎直立叶线性。

【炮制品种】

**1. 知母**　除去杂质，洗净，润透，切厚片，干燥，去毛屑。

**2. 盐知母**　取知母片，照盐水炙法炒干（每 100kg 加盐 2kg，开水化开）。

【药材及饮片特点】

**1. 知母**　本品呈不规则类圆形的厚片。外表皮黄棕色或棕色；可见少量残存的黄棕色叶基纤维和凹陷或突起的点状根痕。切面黄白色至黄色。气微，味微甜、略苦，嚼之带黏性。见图 8-3。

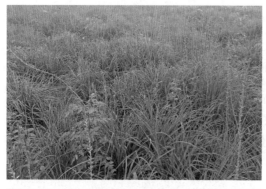

图 8-2　知母植物

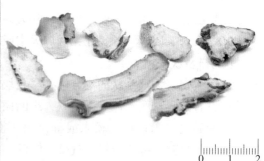

图 8-3　知母药材

**2. 盐知母**　形似知母片，色黄或微带焦斑，味微咸。

辨识要点：知母切面黄白色，散在筋脉嚼之黏，清热泻火又滋阴。

【性味归经】苦、甘，寒。归肺、胃、肾经。

【功效与主治】清热泻火，滋阴润燥。用于外感热病，高热烦渴，肺热燥咳，骨蒸潮热，内热消渴，肠燥便秘。盐知母偏于入肾经，故长于治疗骨蒸潮热。

# 天花粉

【来源】葫芦科植物栝楼 *Trichosanthes kirilowii* Maxim. 或双边栝楼 *Trichosanthes rosthornii* Harms 的干燥根。

【产地】栝楼主产于河南、山东、江苏、安徽等省；双边栝楼主产于四川省。

【植物形态】

**1. 栝楼**　多年生草质藤本，块根肥厚，外面淡棕黄色。叶互生，宽卵状心形或扁心形，通常为 3～5 浅裂至深裂，裂叶菱状倒卵形，边缘常再分裂，两面均稍被毛；卷须细长，有 2～3 分歧。花单性，萼片线性，全缘。花冠白色，5 深裂。果实圆形或长圆形，成熟后橘黄色，有光泽。种子扁平，卵状椭圆形，近边缘处有一圈棱线。见图 8-4。

**2. 双边栝楼**　与栝楼相似，但叶片稍大，3～7 深裂。种子较大，极扁平，呈长方椭圆形，距边沿稍远处有一圈不甚整齐的明显棱线。

**辨识要点：天花粉为栝楼根，藤本草质厚块根，心形叶片多互生，卷须细长果实圆。**

【炮制品种】天花粉　略泡，润透，切厚片，干燥。

【药材及饮片特点】天花粉呈类圆形、半圆形或不规则厚片，外表皮黄白色或淡棕黄色，切面可见黄色木质部小孔，略呈放射状排列。气微，味微苦。见图 8-5。

**辨识要点：花粉表面黄白色，断面小孔放射状。**

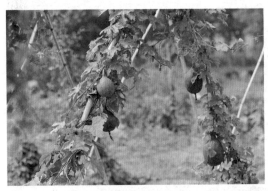

图 8-4　栝楼植物

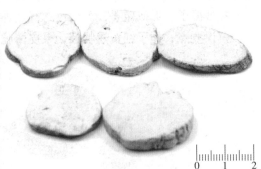

图 8-5　天花粉药材

【性味归经】甘、微苦，微寒。归肺、胃经。

【功效与主治】清热泻火，生津止渴，消肿排脓。用于热病烦渴，肺热燥咳，内热消渴，疮疡肿毒。

【相似饮片鉴别】天花粉与粉葛根

相同点：两药药用部位都是根。均为厚片形，表面均有纵纹及横长皮孔，断面均呈黄白色或类白色，且富粉性。

不同点：粉葛根外表面纵皱纹粗糙，横切面有筋脉环纹，切面显纤维性，味淡。而天花粉纵皱纹较细，横切面可见黄色小孔，纵切面可见黄色筋脉纹，切面不显纤维性，味微苦。

# 栀　子

【来源】茜草科植物栀子 *Gardenia jasminoides* Ellis 的干燥成熟果实。

【产地】主产于江西、湖南、湖北、浙江等省。

【植物形态】叶对生或 3 叶轮生，托叶膜质，联合成筒状。叶片革质，椭圆形、倒卵形至广倒披针形，全缘，表面深绿色，有光泽，花单生于枝顶或叶腋，白色，香气浓郁，花萼绿色，圆筒形，有棱，花瓣卷旋，下部联合呈圆柱形。浆果，壶状，倒卵形或椭圆形，肉质或革质，金黄色。

**辨识要点：栀子源于茜草科，叶对生或3轮生，托叶膜质成筒状，叶片革质花白色。**

【炮制品种】

**1. 栀子**　除去杂质，碾碎。

**2. 炒栀子**　取净栀子，照清炒法炒至黄褐色。

【药材及饮片特点】

**1. 栀子**　本品呈长卵圆形或椭圆形。表面红黄色或棕红色，具6条翅状纵棱，棱间常有1条明显的纵脉纹，并有分枝。果皮薄而脆，略有光泽；内表面色较浅，有光泽，具2～3条隆起的假隔膜。种子多数，扁卵圆形，集结成团，深红色或红黄色，表面密具细小疣状突起。气微，味微酸而苦。见图8-6。

**2. 炒栀子**　形似栀子，黄褐色，有焦香气。

**辨识要点：栀子红黄翅状棱，果皮薄脆有光泽，种子卵圆集成团。**

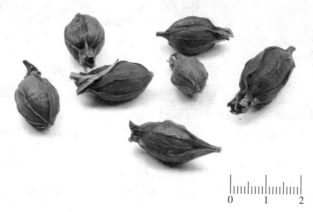

**图8-6　栀子药材**

【**性味归经**】苦，寒。归心、肺、三焦经。

【**功效与主治**】泻火除烦，清热利湿，凉血解毒；外用消肿止痛。用于热病心烦，湿热黄疸，淋证涩痛，血热吐衄，目赤肿痛，火毒疮疡；外治扭挫伤痛。生栀子偏走气分而泻火，炒栀子善入血分而止血。

## 淡竹叶

【**来源**】禾本科植物淡竹叶 *Lophatherum gracile* Brongn. 的干燥茎叶。

【**产地**】淡竹叶主产于浙江、江苏、湖南、湖北等省。

【**植物形态**】多年生草本，须根黄白色，中部常膨大形似纺锤块根。杆高约40～100cm，尖端渐尖，基部圆形或楔形，无柄或有短柄。叶脉平行，小横脉明显。

圆锥花序，分枝稀疏，小穗条状披针形，具极短的柄。颖果纺锤形。

**辨识要点：禾本茎叶淡竹叶，尖端渐尖叶脉平。**

【炮制品种】淡竹叶　除去杂质，切段。

【药材及饮片特点】本品长 25 ～ 75cm。茎呈圆柱形，有节，表面淡黄绿色，断面中空。叶鞘开裂。叶片披针形，有的皱缩卷曲，长 5 ～ 20cm，宽 1 ～ 3.5cm；表面浅绿色或黄绿色。叶脉平行，具横行小脉，形成长方形的网格状，下表面尤为明显。体轻，质柔韧。气微，味淡。

**辨识要点：浅绿色叶披针形，叶脉网状质柔韧。**

【性味归经】甘、淡，寒。归心、胃、小肠经。

【功效与主治】清热泻火，除烦止渴，利尿通淋。用于热病烦渴，小便短赤涩痛，口舌生疮。

# 夏枯草

【来源】唇形科植物夏枯草 *Prunella vulgaris* L. 的干燥果穗。

【产地】主产于江苏、安徽、河南等省。

【植物形态】多年生草本，有匍匐茎。直立茎方形，高约 40cm，表面暗红色，有细柔毛。叶对生，卵形或椭圆状披针形，先端尖，基部楔形，全缘或有细疏锯齿，两面均被毛，下面有细点；基部叶有长柄。轮伞花序密集顶生成假穗状花序，花冠紫红色。见图 8-7。

**辨识要点：直立茎，叶对生，轮伞花序密顶生。**

【炮制品种】夏枯草　除去杂质，晒干。

【药材及饮片特点】本品呈圆柱形，略扁，淡棕色至棕红色。全穗由数轮至 10 数轮宿萼与苞片组成，每轮有对生苞片 2 片，呈扇形，先端尖尾状，脉纹明显，外表面有白毛。每一苞片内有花 3 朵，花冠多已脱落，宿萼二唇形，内有小坚果 4 枚，卵圆形，棕色，尖端有白色突起。体轻，气微，味淡。见图 8-8。

**辨识要点：夏枯草形像麦穗，体轻棕色气味淡，数轮宿萼与苞片。**

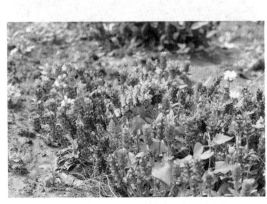

图 8-7　夏枯草植物

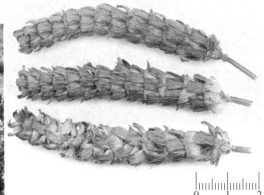

图 8-8　夏枯草药材

【**性味归经**】辛、苦，寒。归肝、胆经。

【**功效与主治**】清肝泻火，明目，散结消肿。用于目赤肿痛，目珠夜痛，头痛眩晕，瘰疬，瘿瘤，乳痈，乳癖，乳房胀痛。

# 决明子

【**来源**】豆科植物决明 *Cassia obtusifolia* L. 或小决明 *Cassia tora* L. 的干燥成熟种子。

【**产地**】主产于安徽、江苏、浙江、广东等省。

【**植物形态**】

**1. 决明**　一年生半灌木状草本，高 1～2m，上部多分枝，全体被短柔毛。双数羽状复叶互生，有小叶 2～4 对，在下面两小叶之间的叶轴上有长形暗红色腺体；小叶片倒卵形或倒卵状短圆形，先端圆形，有小突尖，基部楔形，两侧不对称，全缘。花成对腋生，花瓣 5，黄色，倒卵形。见图 8-9。

**2. 小决明**　与决明形态相似，但植株较小，通常不超过 130cm。下面两对小叶间各有 1 个腺体。

辨识要点：**豆科决明灌木状，羽状复叶互生双。**

【**炮制品种**】

**1. 决明子**　除去杂质，洗净，干燥。用时捣碎。

**2. 炒决明子**　取净决明子，照清炒法炒至微鼓起，有香气。

【**药材及饮片特点**】

**1. 决明**　略呈菱方形或短圆柱形，两端平行倾斜，表面绿棕色或暗棕色，平滑有光泽，一端较平坦，另端斜尖，背腹面各有 1 条突起的棱线，棱线两侧各有 1 条斜向对称而色较浅的线形凹纹。质坚硬，不易破碎。种皮薄，子叶 2，黄色，呈 "S" 形折曲并重叠。气微，味微苦。见图 8-10。

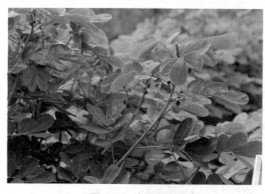

图 8-9　决明植物

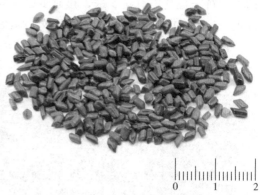

图 8-10　决明子药材

**2. 小决明**　呈短圆柱形，较小，长 3～5mm，宽 2～3mm。表面棱线两侧各有 1 条宽广的浅黄棕色带。

**3. 炒决明子**　形如决明子，微鼓起，表面绿褐色或暗棕色，偶见焦斑。微有香气。

辨识要点：两端平行菱方形，表面暗棕有光泽，背腹突起两棱线，炒后微香有焦斑。

【性味归经】甘、苦、咸，微寒。归肝、大肠经。

【功效与主治】清肝明目，润肠通便。用于目赤涩痛，羞明多泪，头痛眩晕，目暗不明，大便秘结。

# 第二节　清热燥湿药

## 黄　芩

【来源】为唇形科植物黄芩 Scutellaria baicalensis Georgi 的干燥根。

【产地】主产于河北、山西、内蒙古等地，以山西产量最多，承德质量最好。

【植物形态】多年生草本，主根粗壮，圆锥形。茎钝四棱形，单叶对生，叶片披针形，全线；总状花序顶生，花偏生于花序一侧；花唇形，蓝紫色；小坚果扁球形，黑色，具瘤。见图 8-11。

辨识要点：唇形植物四棱茎，披针叶片对生长。唇形花瓣蓝紫色，总状花序顶上开。

【炮制品种】

**1. 黄芩片**　除去杂质，置沸水中煮 10 分钟，取出，闷透，切薄片，干燥；或蒸半小时，取出，切薄片，干燥（注意避免暴晒）。

**2. 酒黄芩**　取黄芩片，照酒炙法炒干（每 100kg 待炮制品用黄酒 10～20kg）。本品形如黄芩片，略带焦斑，微有酒香气。

【药材及饮片特点】

**1. 黄芩片**　本品为类圆形或不规则形薄片，外表皮黄棕色至棕褐色，切面黄棕色或黄绿色，具放射状纹理。新根中央坚实，皮光而呈黄色，称为"子芩或条芩"；老根中间呈棕黑色枯朽状或已成空洞，称为"枯芩"。气微，微苦。见图 8-12。

**2. 酒黄芩**　形如黄芩片，略带炒焦斑，微有酒香气。

辨识要点：黄芩切面车轮状，中央坚实或枯朽。

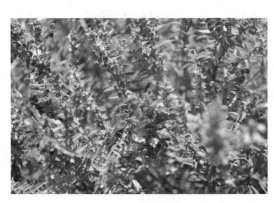

图 8-11　黄芩植物

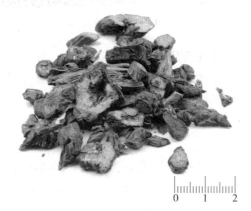

图 8-12　黄芩药材

【性味归经】苦，寒。归肺、胆、脾、大肠、小肠经。

【功效与主治】清热燥湿，泻火解毒，止血，安胎。用于湿温、暑湿，胸闷呕恶，湿热痞满，泻痢，黄疸，肺热咳嗽，高热烦渴，血热吐衄，痈肿疮毒，胎动不安。清热多生用，安胎多炒用，清上焦热可酒炙用，止血可炒炭用。

# 苦　参

【来源】豆科植物苦参 *Sophora flavescens* Ait. 的干燥根。

【产地】主产于山西、河南、河北等省。

【植物形态】灌木。奇数羽状复叶，托叶线性，小叶片 11～25，长椭圆形或长椭圆状披针形。总状花序顶生，花冠蝶形，淡黄色。见图 8-13。

**辨识要点：豆科苦参是灌木，羽状复叶成奇数。**

【炮制品种】苦参　除去残留根头，大小分开，洗净，浸泡至约六成透时，润透，切厚片，干燥。

【药材及饮片特点】本品呈类圆形或不规则形的厚片。外表皮灰棕色或棕黄色，有时可见横长皮孔样突起，外皮薄，常破裂反卷或脱落，脱落处显黄色或棕黄色，光滑。切面黄白色，纤维性，具放射状纹理和裂隙，有的可见同心性环纹。气微，味极苦。见图 8-14。

**辨识要点：切面黄白纤维性，放射纹理味极苦。**

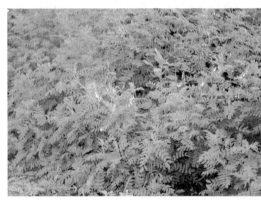

图 8-13　苦参植物

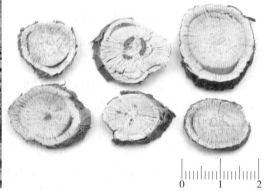

图 8-14　苦参药材

【性味归经】苦，寒。归心、肝、胃、大肠、膀胱经。

【功效与主治】清热燥湿，杀虫，利尿。用于热痢，便血，黄疸尿闭，赤白带下，阴肿阴痒，湿疹，湿疮，皮肤瘙痒，疥癣麻风；外治滴虫性阴道炎。

# 黄　连

【来源】为毛茛科植物黄连 *Coptis chinensis* Franch.、三角叶黄连 *Coptis deltoidea* C.Y.Cheng et Hsiao 或云连 *Coptis teeta* Wall. 的干燥根茎。以上三种分别习称"味连""雅连""云连"。

【产地】味连、雅连主产于四川、湖北。云连主产于云南。

【炮制品种】

**1. 黄连** 除去杂质，润透后切薄片，晾干，或用时捣碎。

**2. 酒黄连** 取净黄连，照酒炙法炒干。每 100kg 黄连用黄酒 12.5kg。

**3. 姜黄连** 取净黄连，照姜汁炙法炒干。每 100kg 黄连用生姜 12.5kg。

**4. 萸黄连** 取吴茱萸加适量水煎煮，煎液与净黄连拌匀，待液吸尽，炒干。每 100kg 黄连用吴茱萸 10kg。

【药材及饮片特点】

**1. 味连** 多集聚成簇，常弯曲，形如鸡爪。表面灰黄色或黄褐色，粗糙，有不规则结节状隆起、须根及须根残基，有的节间表面平滑如茎秆，习称"过桥"。上部多残留褐色鳞叶，顶端常留有残余的茎或叶柄。质硬，断面不整齐，皮部橙红色或暗棕色，木部鲜黄色或橙黄色，呈放射状排列，髓部有的中空。气微，味极苦。见图 8–15。

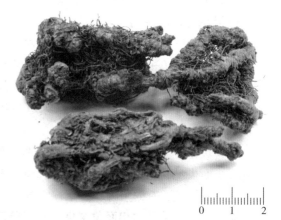

图 8–15 黄连（味连）药材

**2. 雅连** 多为单枝，略呈圆柱形，微弯曲，"过桥"较长。顶端有少许残茎。

**3. 云连** 弯曲呈钩状，多为单枝，较细小。

**4. 黄连片** 呈不规则的薄片。外表皮灰黄色或黄褐色，粗糙，有细小的须根。切面或碎断面鲜黄色或红黄色，具放射状纹理，气微，味极苦。

**5. 酒黄连** 形如黄连片，色泽加深，略有酒香气。

**6. 姜黄连** 形如黄连片，表面棕黄色，有姜的辛辣味。

**7. 萸黄连** 形如黄连片，表面棕黄色，有吴茱萸的辛辣香气。

**辨识要点：黄连有节外皮粗，节间膨大似连珠；须根丛生硬刺手，断面色黄味极苦。表面披鳞叶，味苦色黄褐，质坚易折断，断面纹理显。**

【性味归经】苦，寒。归心、脾、胃、肝、胆、大肠经。

【功效与主治】清热燥湿，泻火解毒。用于湿热痞满，呕吐吞酸，泻痢，黄疸，高热神昏，心火亢盛，心烦不寐，心悸不宁，血热吐衄，目赤，牙痛，消渴，痈肿疔疮；外治湿疹，湿疮，耳道流脓。酒黄连善清上焦火热。用于目赤，口疮。姜黄连清胃和胃止呕。用于寒热互结，湿热中阻，痞满呕吐。萸黄连舒肝和胃止呕。用于肝胃不和，呕吐吞酸。

# 黄 柏

【来源】芸香科植物黄皮树 *Phellodendron chinense* Schneid. 或黄檗 *Phellodendron amurense* Rupr. 的干燥树皮。

【产地】川黄柏主产于四川、贵州；关黄柏主产于辽宁、吉林、河北等地。

【炮制品种】

**1. 黄柏**　除去杂质，喷淋清水，润透，切丝，干燥。

**2. 关黄柏**　除去杂质，喷淋清水，润透，切丝，干燥。

**3. 盐黄柏**　取黄柏丝，照盐水炙法炒干。

**4. 盐关黄柏**　取关黄柏丝，照盐水炙法炒干。

**5. 黄柏炭**　取黄柏丝，照炒炭法炒至表面焦黑色。

**6. 关黄柏炭**　取关黄柏丝，照炒炭法炒至表面焦黑色。

【药材及饮片特点】

**1. 黄柏**　本品呈丝条状，外表面黄褐色或黄棕色，平坦或具纵沟纹，有的可见皮孔痕及残存的灰褐色粗皮。内表面暗黄色或淡棕色，具细密的纵棱纹。体轻，质硬，断面纤维性，呈裂片状分层，深黄色。气微，味甚苦，嚼之有黏性。

**辨识要点：黄柏质硬丝条状，味道极苦嚼之黏，切面深黄纤维性，燥湿泻火除骨蒸。**

**2. 关黄柏**　本品呈丝状，外表面黄绿色或淡棕黄色，较平坦，有不规则的纵裂纹，皮孔痕小而少见，偶有灰白色的粗皮残留。内表面黄色或黄棕色。体轻，质较硬，断面鲜黄色或黄绿色，有的呈片状分层。气微，味极苦。见图8-16。

**辨识要点：关黄柏切面黄绿色，味道极苦丝条状。**

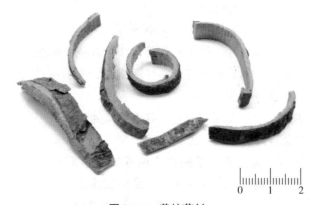

图 8-16　黄柏药材

**3. 盐黄柏**　本品形如黄柏丝，表面深黄色，偶有焦斑。味极苦，微咸。

**4. 盐关黄柏**　本品形如关黄柏丝，深黄色，偶有焦斑。略具咸味。

**5. 黄柏炭**　本品形如黄柏丝，表面焦黑色，内部深褐色或棕黑色。体轻，质脆，易折断。味苦涩。

**6. 关黄柏炭**　本品形如关黄柏丝，表面焦黑色，断面焦褐色，味微苦涩。

【性味归经】苦，寒。归肾、膀胱经。

【功效与主治】清热燥湿，泻火解毒，除骨蒸。用于湿热泻痢，黄疸，带下，热淋，脚气，痿躄，骨蒸劳热，盗汗，遗精，疮疡肿毒，湿疹瘙痒。其中盐黄柏滋阴降火。用于阴虚火旺，盗汗骨蒸。黄柏炭偏于止血，多用于出血证。

# 第三节 清热解毒药

## 金银花

【来源】忍冬科植物忍冬 *Lonicera japonica* Thunb. 的干燥花蕾或带初开的花。

【产地】主产于山东、河南等省，全国大部地区均产。

【植物形态】多年生半常绿木质藤本。茎中空，多分枝，老枝外表棕褐色，栓皮常呈条状剥离；幼枝绿色，密生短柔毛。叶对生，卵圆形至长卵圆形，全缘，嫩叶两面有柔毛，老叶上面无毛。花成对腋生，苞片叶状，卵形，2枚；花冠初开时白色，有时稍带紫色，后渐变黄色。见图8–17。

**辨识要点：双花藤本茎中空，先白后黄叶对生。**

【炮制品种】金银花 除去杂质，干燥。

【药材及饮片特点】本品呈棒状，上粗下细，略弯曲，长2～3cm，上部直径约3mm，下部直径约1.5mm。表面黄白色或绿白色（贮久色渐深），密被短柔毛。偶见叶状苞片。花萼绿色，先端5裂，裂片有毛，长约2mm。开放者花冠筒状，先端二唇形；雄蕊5个，附于筒壁，黄色；雌蕊1个，子房无毛。气清香，味淡、微苦。见图8–18。

**辨识要点：金银花密被短柔毛，棒状色白或黄绿。**

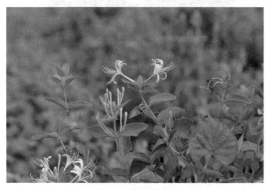

图8–17 金银花植物

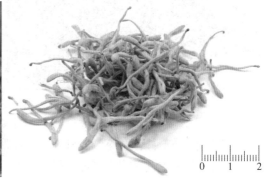

图8–18 金银花药材

【性味归经】甘，寒。归肺、心、胃经。

【功效与主治】清热解毒，疏散风热。用于痈肿疔疮，喉痹，丹毒，热毒血痢，风热感冒，温病发热。

## 连 翘

【来源】木犀科植物连翘 *Forsythia suspense*（Thunb.）Vahl 的干燥果实。

【产地】主产于山西、陕西、河南等省。

【植物形态】落叶灌木，高 2 ～ 4m，枝条常下垂，略呈四棱形，髓中空。单叶对生，卵形至长椭圆状卵形，边缘有不规则锯齿。花先叶开放，1 至数朵，腋生，金黄色；花萼 4 裂，裂片与花冠筒约等长，花冠钟状。蒴果狭卵形，2 瓣裂，表面散生瘤点。见图 8-19。

**辨识要点：单叶对生枝下垂，先花后叶髓中空。**

【炮制品种】

**1. 青翘**　秋季果实初熟尚带绿色时采收，除去杂质，蒸熟，晒干。

**2. 老翘**　果实熟透时采收，除去杂质，晒干。

【药材及饮片特点】连翘呈长卵形至卵形，稍扁，表面有不规则的纵皱纹及多数凸起的小斑点，两面各有 1 条明显的纵沟。顶端锐尖，基部有小果梗或已脱落。青翘多不开裂，表面绿褐色，凸起的灰白色小斑点较少，质硬；种子多数，黄绿色，细长，一侧有翅。老翘自顶端开裂或裂成两瓣，表面黄棕色或红棕色，内表面多为浅黄棕色，平滑，具一纵隔，质脆；种子棕色，多已脱落。气微香，味苦。见图 8-20。

**辨识要点：连翘稍扁长卵形，表面皱纹两面沟，青翘绿褐老翘棕。**

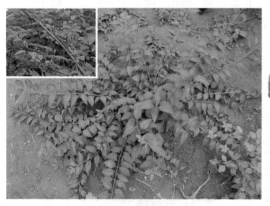

图 8-19　连翘植物

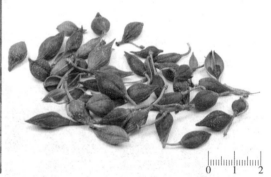

图 8-20　连翘药材

【性味归经】苦，微寒。归肺、心、小肠经。

【功效与主治】清热解毒，消肿散结，疏散风热。用于痈疽，瘰疬，乳痈，丹毒，风热感冒，温病初起，温热入营，高热烦渴，神昏发斑，热淋涩痛。

# 蒲公英

【来源】菊科植物蒲公英 *Taraxacum mongolicum* Hand.-Mazz.、碱地蒲公英 *Taraxacum borealisinense* Kitam. 或同属数种植物的干燥全草。

【产地】全国大部分地区均产，主产于山西、河北、山东及东北各地。

【植物形态】多年生草本，富含白色乳汁；直根深长。叶基生，叶片倒披针形，边缘有倒向不规则的羽状缺刻。头状花序单生花茎顶端，全为舌状花，花黄色。见图 8-21。

辨识要点：**富含白乳黄色花，羽状缺刻叶基生。**

【炮制品种】蒲公英　除去杂质，洗净，切段，干燥。

【药材及饮片特点】本品为不规则的段。根表面棕褐色，抽皱；根头部有棕褐色或黄白色的茸毛，有的已脱落。叶多皱缩破碎，绿褐色或暗灰绿色，完整者展平后呈倒披针形，先端尖或钝，边缘浅裂或羽状分裂，基部渐狭，下延呈柄状。头状花序，总苞片多层，花冠黄褐色或淡黄白色。有时可见具白色冠毛的长椭圆形瘦果。气微，味微苦。见图8-22。

辨识要点：**绿褐色叶倒披针，根头茸毛头状花，椭圆瘦果白冠毛。**

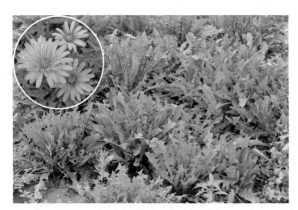

图8-21　蒲公英植物

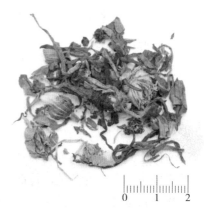

图8-22　蒲公英药材

【性味归经】苦、甘，寒。归肝、胃经。

【功效与主治】清热解毒，消肿散结，利湿通淋。用于疔疮肿毒，乳痈，瘰疬，目赤，咽痛，肺痈，肠痈，湿热黄疸，热淋涩痛。

# 射　干

【来源】鸢尾科植物射干 *Belamcanda chinensis*（L.）DC. 的干燥根茎。

【产地】主产于河南、湖北、江苏等省。广泛分布于全国各省区。

【植物形态】多年生草本，高50～120cm，根茎横走，呈结节状。叶剑形，扁平，嵌迭状排成两列。伞房花序，顶生，花橘红色，散生暗色斑点。根茎呈不规则结节状，有分枝。见图8-23。

辨识要点：**根茎横走结节状，扁平嵌迭叶剑形。**

【炮制品种】射干　除去杂质，洗净，润透，切薄片，干燥。

【药材及饮片特点】本品呈不规则形或长条形的薄片。外表皮黄褐色、棕褐色或黑褐色，皱缩，可见残留的须根和须根痕，有的可见环纹。切面淡黄色或鲜黄色，具散在筋脉小点或筋脉纹，有的可见环纹。气微，味苦、微辛。见图8-24。

辨识要点：**射干薄片长条形，表皮褐色须根痕，切面黄色筋脉纹。**

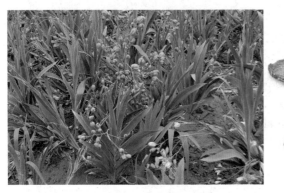

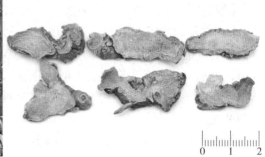

图 8-23　射干植物

图 8-24　射干药材

【性味归经】苦，寒。归肺经。

【功效与主治】清热解毒，消痰，利咽。用于热毒痰火郁结，咽喉肿痛，痰涎壅盛，咳嗽气喘。

# 马齿苋

【来源】马齿苋科植物马齿苋 *Portulaca oleracea* L. 的干燥地上部分。

【产地】全国大部分地区均产。

【植物形态】一年生草本，长可达 35cm。茎下部匍匐，四散分枝，上部略能直立或斜上，肥厚多汁，绿色或淡紫色，全体光滑无毛。单叶互生或近对生，叶片肉质肥厚，长方形或匙形，或倒卵形，先端圆，稍凹下或平截，基部宽楔形，形似马齿，故名"马齿苋"。夏日开黄色小花。蒴果圆锥形，自腰部横裂为帽盖状，内有多数黑色扁圆形细小种子。见图 8-25。

辨识要点：叶片稍凹似马齿，茎部肥厚叶互生。

【炮制品种】马齿苋　除去杂质，洗净，稍润，切段，干燥。

【药材及饮片特点】本品呈不规则的段。茎圆柱形，表面黄褐色，有明显纵沟纹。叶多破碎，完整者展平后呈倒卵形，先端钝平或微缺，全缘。蒴果圆锥形，内含多数细小种子。气微，味微酸。见图 8-26。

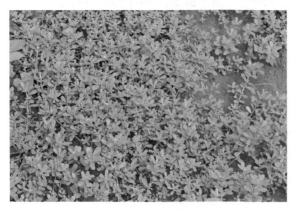

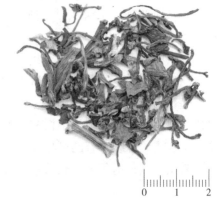

图 8-25　马齿苋植物

图 8-26　马齿苋饮片

辨识要点：**圆柱茎有纵沟纹，倒卵形叶多破碎。**

【性味归经】酸，寒。归肝、大肠经。

【功效与主治】清热解毒，凉血止血，止痢。用于热毒血痢，痈肿疔疮，湿疹，丹毒，蛇虫咬伤，便血，痔血，崩漏下血。

# 大青叶

【来源】十字花科植物菘蓝 *Isatis indigotica* Fort. 的干燥叶。

【产地】大青叶主产于河北、陕西、江苏、安徽等省。

【植物形态】两年生草本，高 40～90cm。无毛或稍有柔毛，茎直立，上部多分枝，稍带粉霜。叶互生，基生叶较大，矩圆状椭圆形，有柄；茎生叶矩圆形至矩圆状披针形，先端钝，基部箭形，半抱茎，全缘或有不明显锯齿。复总状花序生于枝端，萼片绿色，花瓣黄色。短角果矩圆形，扁平，边缘有翅，紫色，无毛。见图 8-27。

辨识要点：**大青叶是菘蓝叶，茎呈直立叶互生，茎生叶为半抱茎，总状花序枝端生。**

【炮制品种】大青叶　除去杂质，将药材投入清水中，快速洗涤（淘洗），并及时取出，切碎，干燥。

【药材及饮片特点】本品为不规则的碎段。叶片暗灰绿色，叶上表面有的可见色较深稍突起的小点；叶柄碎片淡棕黄色。质脆。气微，味微酸、苦、涩。见图 8-28。

辨识要点：**暗灰绿叶有小点，叶柄碎片淡棕色，质脆气味酸苦涩。**

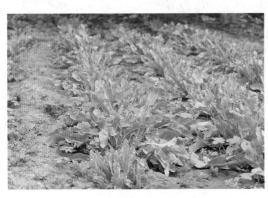
图 8-27　菘蓝植物

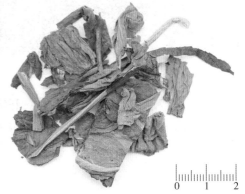
图 8-28　大青叶药材片

【性味归经】苦，寒。归心、胃经。

【功效与主治】清热解毒，凉血消斑。用于温病高热，神昏，发斑发疹，痄腮，喉痹，丹毒，痈肿。

# 紫花地丁

【来源】堇菜科植物紫花地丁 *Viola yedoensis* Makino 的干燥全草。

【产地】紫花地丁主产于江苏、浙江、西北及东北等地。

【植物形态】多年生草本，无地上茎，花期高 4 ～ 10cm，果期达 20cm。全株有短白毛，主根较粗，根细长黄白色。叶基生，狭披针形或卵状披针形，顶端圆或钝，基部截形、宽楔形或微心形，稍下延于叶柄成翅状，边缘具浅圆齿，托叶膜质。花期后叶通常增大成三角状披针形。花两侧对称，具长梗，萼片卵状披针形。花瓣紫堇色。蒴果椭圆形。见图 8-29。

辨识要点：**紫花地丁堇菜科，地上无茎叶基生，托叶膜质边缘齿，花后叶大三角状。**

【炮制品种】紫花地丁　除去杂质，洗净，切碎，干燥。

【药材及饮片特点】本品多皱缩成团。主根长圆锥形，直径 1 ～ 3mm；淡黄棕色，有细纵皱纹。叶基生，灰绿色，展平后叶片呈披针形或卵状披针形，长 1.5 ～ 6cm，宽 1 ～ 2cm；先端钝，基部截形或稍心形，边缘具钝锯齿，两面有毛；叶柄细，长 2 ～ 6cm，上部具明显狭翅。蒴果椭圆形或 3 裂，种子多数，淡棕色。气微，味微苦而稍黏。见图 8-30。

辨识要点：**灰绿色叶缩成团，展平截形基部锯齿缘，气微味苦而稍黏。**

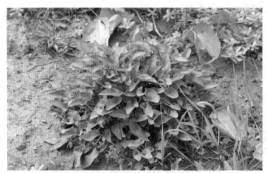

图 8-29　紫花地丁植物

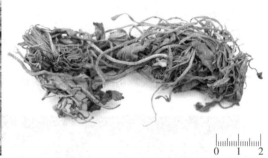

图 8-30　紫花地丁药材

【性味归经】苦、辛，寒。归心、肝经。

【功效与主治】清热解毒，凉血消肿。用于疔疮肿毒，痈疽发背，丹毒，毒蛇咬伤。

## 半边莲

【来源】桔梗科植物半边莲 *Lobelia chinensis* Lour. 的干燥全草。

【产地】主产于安徽、江苏、浙江等省。

【植物形态】多年生小草本，高约 10cm，有乳汁。茎纤细，稍具 2 条纵棱，近基部匍匐，节着地生根。叶互生，狭披针形至线形，全缘或疏生细齿，具短柄或近无柄。花单生叶腋，花萼筒喇叭形，先端 5 裂，花冠淡红色或淡紫色，先端 5 裂，裂片披针形，均偏向一侧。

辨识要点：**茎纤细叶互生，花单生偏一侧。**

【炮制品种】半边莲　除去杂质，洗净，切段，干燥。

【药材及饮片特点】本品呈不规则的段。根及根茎细小，表面淡棕黄色或黄色。茎细，灰绿色，节明显。叶无柄，叶片多皱缩，绿褐色，狭披针形，边缘具疏而浅的齿或全缘。气味特异，味微甘而辛。

辨识要点：无柄叶片多皱缩，根茎细小节明显，气味特异甘而辛。

【性味归经】辛，平。归心、小肠、肺经。

【功效与主治】清热解毒，利尿消肿。用于痈肿疔疮，蛇虫咬伤，臌胀水肿，湿热黄疸，湿疹湿疮。

# 第四节　清热凉血药

## 生地黄

【来源】玄参科植物地黄 *Rehmannia glutinosa* Libosch. 的干燥块根。

【产地】主产于河南省温县、博爱、武陟、孟县等地，产量大，质量佳。

【植物形态】多年生草本，高 10～40cm，全株密被灰白色长柔毛及腺毛。根肉质。叶多基生，莲座状，向上逐渐缩小而在茎上互生；叶片倒卵状披针形至椭圆形，基部渐狭下延成长叶柄，边缘有不整齐钝锯齿，叶面多皱。在茎顶排列成总状花序，花萼钟状，5 裂，花冠筒状微弯曲，呈二唇形，外紫红色，内面黄色有紫斑。蒴果卵圆形，种子多数。见图 8-31。

辨识要点：全株柔毛肉质根，基生叶呈莲座状。

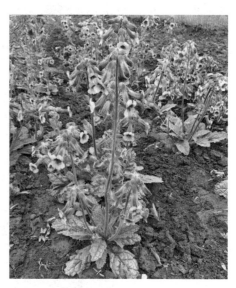

图 8-31　地黄植物

【炮制品种】生地黄　除去杂质，洗净，闷润，切厚片，干燥至约八成干。

【药材及饮片特点】本品呈类圆形或不规则的厚片，表面棕黑色或棕灰色，极皱缩，具不规则的横曲纹。体重，质较软而韧，不易折断，断面棕黑色或乌黑色，有光泽，具黏性。无臭，味微甜。见图 8-32。

辨识要点：生地表面极皱缩，棕黑灰色具曲纹，切面乌黑有光泽，体重味甜遇水黏。

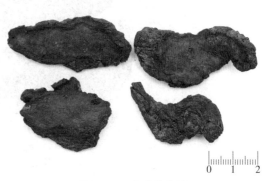

图 8-32　生地黄药材

【性味归经】甘，寒。归心、肝、肾经。

【功效与主治】清热凉血，养阴生津。用于热入营血，温毒发斑，吐血衄血，热病伤阴，舌绛烦渴，津伤便秘，阴虚发热，骨蒸劳热，内热消渴。

# 玄　参

【来源】玄参科植物玄参 *Scrophularia ning poensis* Hemsl. 的干燥根。

【产地】主产于浙江。

【植物形态】多年生草本，根肥大。茎直立，四棱形，光滑或有腺状毛。茎下部叶对生，近茎顶互生，叶片卵形或卵状长圆形，边缘有细锯齿，下面疏生细毛。聚伞花序顶生，开展成圆锥状，花冠暗紫色，5裂。蒴果卵圆形。见图8-33。

辨识要点：玄参草本肥大根，茎直立叶对生，聚伞花序呈顶生。

【炮制品种】玄参　除去残留根茎及杂质，洗净，润透，切薄片，干燥；或微泡，蒸透，稍晾，切薄片，干燥。

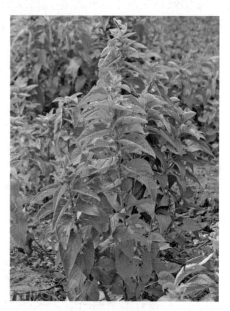

图8-33　玄参植物

【药材及饮片特点】本品呈类圆柱形或椭圆形薄片，表面灰黄色或灰褐色，有不规则的纵沟、横向皮孔及稀疏的横裂纹和须根痕。质坚实，不易折断，断面黑色，微有光泽，有的有裂隙。气特异似焦糖，味甘、微苦。见图8-34。

辨识要点：玄参灰黄或灰褐，切面黑色有光泽，气似焦糖味甘苦。

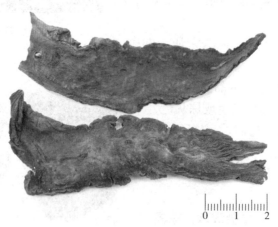

图8-34　玄参药材

【性味归经】甘、苦、咸，微寒。归肺、胃、肾经。

【功效与主治】清热凉血，滋阴降火，解毒散结。用于热入营血，温毒发斑，热病伤阴，舌绛烦渴，津伤便秘，骨蒸劳嗽，目赤，咽痛，白喉，瘰疬，痈肿疮毒。

【相似饮片鉴别】玄参与生地黄

相同点：两药都是玄参科植物。饮片为不规则形片状，外表有皱纹，横向皮孔，切面黑色，有光泽，不易折断。味微甘、微苦。

不同点：玄参表面灰黄色或棕褐色。断面乌黑色，质坚实，嚼之具焦糖气，水浸泡，水呈黑墨色。而地黄表面灰黑色或灰棕色、黑色或棕褐色，切面可见橘红色油点或黄心。质较软，具黏性。

# 牡丹皮

【来源】毛茛科植物牡丹 *Paeonia suffruticosa* Andr. 的干燥根皮。

【产地】主产于安徽、四川、河南、山东等省。

【植物形态】落叶小灌木，高 1～2m。主根粗而长，外皮灰褐色或棕色，有香气。茎分枝，短而粗壮。叶互生，通常为二回三出复叶，小叶卵形或广卵形，顶生小叶通常 3 裂，侧生小叶较小，斜卵形。花单生于枝顶，花瓣 5 或重瓣，白色、红紫色或黄红色。蓇葖果卵形，绿色，表面密被黄褐色短毛。

辨识要点：丹皮主根粗而长，外皮灰褐有香气，茎有分枝叶互生，复叶二回三出式。

【炮制品种】牡丹皮 迅速洗净，润后切薄片，晒干。

【药材及饮片特点】本品呈圆形或卷曲形的薄片。连丹皮外表面灰褐色或黄褐色，有多数横长皮孔及细根痕，栓皮脱落处粉红色。刮丹皮外表面红棕色或淡灰黄色。内表面淡灰黄色或浅棕色，有明显的细纵纹，常见发亮的结晶。质硬而脆，易折断，断面较平坦，淡粉红色，粉性。气芳香，味微苦而涩。见图 8-35。

辨识要点：丹皮形似字母"C"，切面淡粉粉性强，内面淡灰有结晶。

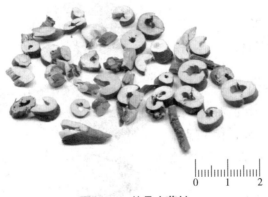

图 8-35 牡丹皮药材

【性味归经】苦、辛，微寒。归心、肝、肾经。

【功效与主治】清热凉血，活血化瘀。用于热入营血，温毒发斑，吐血衄血，夜热旱凉，无汗骨蒸，经闭痛经，跌扑伤痛，痈肿疮毒。

# 赤 芍

**【来源】**毛茛科植物芍药 *Paeonia lactiflora* Pall. 或川赤芍 *Paeonia veitchii* Lynch 的干燥根。

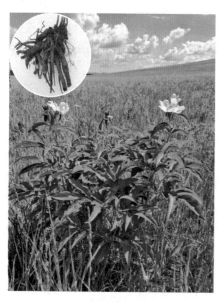

图 8-36　赤芍植物

**【产地】**芍药主产于内蒙古和东北等地，河北、陕西、山西、甘肃等省亦产。川赤芍主产四川、甘肃、陕西等省亦产。

**【植物形态】**

**1. 芍药**　为多年生草本。根粗壮，分枝黑褐色。茎高 40～70cm，无毛。下部茎生叶为二回三出复叶，上部茎生叶为三出复叶；小叶狭卵形、椭圆形或披针形，顶端渐尖，基部楔形或偏斜，边缘具白色骨质细齿，两面无毛，背面沿叶脉疏生短柔毛。花数朵，生茎顶和叶腋，有时仅顶端一朵开放。花瓣 9～13，倒卵形，白色红粉红色。蓇葖果长 2.5～3cm，顶端具喙。见图8-36。

**2. 川赤芍**　为多年生草本。茎直立，茎下部叶为二回三出复叶，小叶通常二回深裂。花生茎顶端和其下的叶腋，花瓣 6～9，紫红色或粉红色。果密被黄色绒毛。蓇葖果长 1～2cm，密生黄色绒毛。根为圆柱形，稍弯曲。表面暗褐色或暗棕色，粗糙，有横向突起的皮孔，手搓则外皮易破而脱落（俗称糟皮）。

辨识要点：赤芍草本茎直立，圆柱形根有糟皮。

**【炮制品种】**赤芍　除去杂质，分开大小，洗净，润透，切厚片，干燥。

**【药材及饮片特点】**本品为类圆形切片，周边棕褐色，切面粉白色或粉红色，皮部窄，木部放射状纹理明显，有的有裂隙。气微香，味微苦、酸涩。见图8-37。

辨识要点：赤芍周边棕褐色，切面粉白或粉红，木部放射状纹理。

**【性味归经】**苦，微寒。归肝经。

**【功效与主治】**清热凉血，散瘀

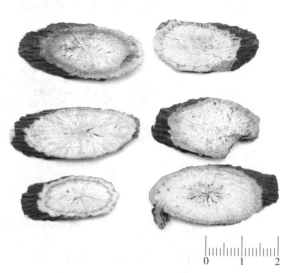

图 8-37　赤芍药材

止痛。用于热入营血，温毒发斑，吐血衄血，目赤肿痛，肝郁胁痛，经闭痛经，癥瘕腹痛，跌扑损伤，痈肿疮疡。

# 第五节 清虚热药

## 青 蒿

【来源】菊科植物黄花蒿 *Artemisia annua* L. 的干燥地上部分。

【产地】分布于全国各地。

【植物形态】一年生草本，高达 40 ～ 150cm。全株黄绿色。茎直立，多分枝。茎基部及下部的叶在花期枯萎，中部叶卵形，三回羽状深裂，上面绿色，下面色较浅，两面被短微毛，上部叶小，常一次羽状细裂。头状花序多数，球形，有短梗，下垂。瘦果椭圆形，无毛。

**辨识要点：菊科植物黄花蒿，茎为直立黄绿色，三回羽状深裂叶，头状花序有短梗。**

【炮制品种】青蒿　除去杂质，喷淋清水，稍润，切段，晒干。

【药材及饮片特点】本品茎呈圆柱形，上部多分枝；表面黄绿色或棕黄色，具纵棱线；质略硬，易折断，断面中部有髓。叶互生，暗绿色或棕绿色，卷缩易碎，完整者展平后为三回羽状深裂，裂片及小裂片矩圆形或长椭圆形，两面被短毛。气香特异，味微苦。见图 8-38。

**辨识要点：青蒿茎为圆柱状，表面黄绿有纵棱，气香特异味微苦。**

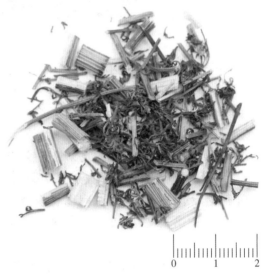

图 8-38　青蒿药材

【性味归经】苦、辛，寒。归肝、胆经。

【功效与主治】清虚热，除骨蒸，解暑热，截疟，退黄。用于温邪伤阴，夜热早凉，阴虚发热，骨蒸劳热，暑邪发热，疟疾寒热，湿热黄疸。

## 地骨皮

【来源】茄科植物枸杞 *Lycium chinense* Mill. 或宁夏枸杞 *Lycium barbarum* L. 的干燥根皮。

【产地】枸杞主产于河北、河南、山西、陕西等省，多为野生，以河南、山西产量较大，江苏、浙江地骨皮品质较好。宁夏枸杞主产于宁夏、甘肃等地区。

**【植物形态】**

**1. 枸杞** 灌木，高 1～2m。枝细长，常弯曲下垂，有棘刺。叶互生或簇生长于短枝上，叶片长卵形或卵状披针形，全缘。花 1～4 朵簇生长于叶腋，花萼钟状，3～5裂；花冠漏斗状，淡紫色，5 裂，裂片与筒部几等长。浆果卵形或椭圆状卵形，红色，内有多数种子，肾形。见图 8-39。

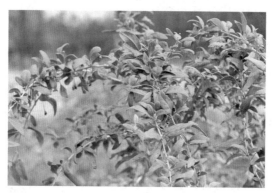

**图 8-39　地骨皮植物（枸杞）**

**2. 宁夏枸杞** 灌木或小乔木状，高达 2.5m。叶长椭圆状披针形；花萼杯状，2～3裂，稀 4～5 裂；花冠粉红色或紫红色，筒部较裂片稍长。浆果宽椭圆形。根皮呈筒状、槽状，少数为卷片状。外表面灰黄色或土棕黄色，粗糙，具不规则裂纹，易成鳞片状剥落。

**辨识要点：枸杞灌木用根皮，枝有棘刺叶互生。**

**【炮制品种】地骨皮** 除去杂质及残余木心，洗净，晒干或低温干燥。

**【药材及饮片特点】**本品呈筒状或槽状，长短不一。外表面灰黄色至棕黄色，粗糙，有不规则纵裂纹，易成鳞片状剥落。内表面黄白色至灰黄色，较平坦，有细纵纹。体轻，质脆，易折断，断面不平坦，外层黄棕色，内层灰白色。气微，味微甘而后苦。

**辨识要点：根皮呈筒或槽状，表面粗糙易剥落，体轻质脆易折断，气味微甘而后苦。**

**【性味归经】**甘，寒。归肺、肝、肾经。

**【功效与主治】**凉血除蒸，清肺降火。用于阴虚潮热，骨蒸盗汗，肺热咳嗽，咯血，衄血，内热消渴。

# 第九章　泻下药

## 大　黄

【来源】为蓼科植物掌叶大黄 *Rheum palmatum* L.、唐古特大黄 *Rheum tanguticum* Maxim. ex Balf. 或药用大黄 *Rheum officinale* Baill. 的干燥根和根茎。

【产地】掌叶大黄主产于甘肃、青海、西藏、四川等地，多为栽培。产量占大黄的大部分。唐古特大黄主产于青海、甘肃、西藏等地，野生或栽培。药用大黄主产于四川、贵州、云南、湖北等省，栽培或野生，产量较少。

【植物形态】

**1. 掌叶大黄**　多年生草本。根及根茎肥厚，黄褐色。茎直立，中空。基生叶具长柄，叶片宽卵形或近圆形，掌状浅裂，裂片 3～5，每一裂片有时再羽裂或具粗齿；茎生叶较小，有短柄；托叶鞘膜质筒状。圆锥花序顶生，紫红色或带红紫色。瘦果有三棱，沿棱有翅，棕色。

**2. 唐古特大黄**　与上种相似，主要区别为：叶片深裂，裂片通常窄长，呈三角状披针形或窄线形。

**3. 药用大黄**　与上两种的主要区别为，药用大黄的叶片浅裂，浅裂片呈大齿形或宽三角形。花较大，黄白色，果枝开展。

辨识要点：**蓼科大黄根与茎，直立中空叶具柄，膜质托叶鞘筒状，圆锥花序顶生形。**

【炮制品种】

**1. 大黄**　除去杂质，洗净，润透，切厚片或块，晾干。

**2. 酒大黄**　取净大黄片，照酒炙法炒干。

**3. 熟大黄**　取净大黄块，照酒炖或酒蒸法炖或蒸至内外均呈黑色。每 100kg 大黄用黄酒 30kg。

**4. 大黄炭**　取净大黄片，照炒炭法炒至表面焦黑色、内部焦褐色。

【药材及饮片特点】

**1. 大黄**　本品呈类圆柱形、圆锥形、卵圆形或不规则块状。除尽外皮者表面黄棕色至红棕色，有的可见类白色网状纹理及星点（异型维管束）散在，残留的外皮棕褐色，多具绳孔及粗皱纹。质坚实，有的中心稍松软，断面淡红棕色或黄棕色，显颗粒性；根茎髓部宽广，有星点环列或散在；根木部发达，具放射状纹理，形成层环明显，无星点。气清香，味苦而微涩，嚼之粘牙，有砂粒感。见图 9-1。

**辨识要点：大黄表皮具皱纹，质地坚实砂粒感。**

**2. 酒大黄**　形如大黄片，表面深棕黄色，偶有焦斑，略有酒气。

**3. 熟大黄**　形如大黄片，内外均呈黑色，有酒气。

**4. 大黄炭**　形如大黄片，表面焦黑色，内部焦褐色。质地轻而脆，气微，味微苦。

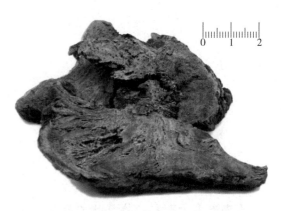

图 9-1　大黄药材

**【性味归经】**苦，寒。归脾、胃、大肠、肝、心包经。

**【功效与主治】**泻下攻积，清热泻火，凉血解毒，逐瘀通经，利湿退黄。用于实热积滞便秘，血热吐衄，目赤咽肿，痈肿疔疮，肠痈腹痛，瘀血经闭，产后瘀阻，跌打损伤，湿热痢疾，黄疸尿赤，淋证，水肿；外治烧烫伤。其中生大黄泻下力强，长于泻下攻积，用于实热积滞便秘，肠痈腹痛，瘀血经闭、湿热痢疾等；熟大黄泻下力缓，泻火解毒，用于火毒疮疡；酒大黄善清上焦血分热毒，用于目赤咽肿，齿龈肿痛；大黄炭凉血化瘀止血，用于血热有瘀出血证。

# 商　陆

**【来源】**商陆科植物商陆 *Phytolacca acinosa* Roxb. 或垂序商陆 *Phytolacca Americana* L. 的干燥根。

**【产地】**商陆主产于河南、湖北、安徽等省。垂序商陆主产于山东、浙江、江西等省。

**【植物形态】**多年生草本，全株光滑无毛。根粗壮，圆锥形，肉质，外皮淡黄色。茎绿色或紫红色，多分枝。单叶互生，具柄，柄的基部稍宽，叶片卵状椭圆形或椭圆形，先端急尖或渐尖，基部渐狭，全缘。总状花序生于枝端或侧生长于茎上，花序直立。花初为白色后渐变为淡红色。浆果，扁圆状，熟时呈深红紫色或黑色。种子肾形黑色。见图 9-2。

**辨识要点：商陆根粗圆锥形，单叶互生茎紫红，总状花序为直立，初为白色后淡红，浆果扁圆深紫色。**

**【炮制品种】**

**1. 生商陆**　除去杂质，洗净，润透，切厚片或块，干燥。

**2. 醋商陆**　取商陆片（块），照醋炙法炒干。每 100kg 商陆用醋 30kg。

**【药材及饮片特点】**

**1. 生商陆**　本品为横切或纵切的不规则块片，厚薄不等。外皮灰黄色或灰棕色。横切片弯曲不平，边缘皱缩，直径 2 ～ 8cm。切面浅黄棕色或黄白色，木部隆起，形成数个突起的同心性环纹，俗称"罗盘纹"。纵切片弯曲或卷曲，木部呈平行条状突起。质硬。气微，味稍甜，久嚼麻舌。见图9-3。

**2.醋商陆** 本品形如商陆片（块）。表面黄棕色，微有醋香气，味稍甜，久嚼麻舌。

**辨识要点：同心环轮似罗盘，气微味甜麻舌感。**

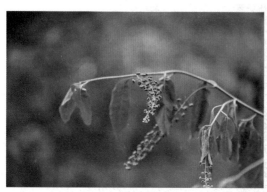

图9-2 商陆植物

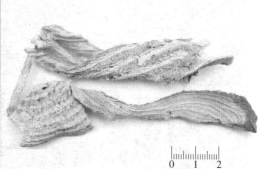

图9-3 商陆药材

【性味归经】苦，寒；有毒。归肺、脾、肾、大肠经。

【功效与主治】逐水消肿，通利二便，外用解毒散结。用于水肿胀满，二便不通；外治痈肿疮毒。

# 牵牛子

【来源】旋花科植物裂叶牵牛 *Pharbitis nil*（L.）Choisy 或圆叶牵牛 *Pharbitis purpurea*（L.）Voigt 的干燥成熟种子。

【产地】主产于辽宁省，全国各省均有野生或栽培。

【植物形态】

**1.裂叶牵牛** 一年生缠绕性草质藤本。全株密被粗硬毛。叶互生，近卵状心形，叶片3裂，具长柄。花序有花1～3朵，总花梗稍短于叶柄，腋生；萼片5，狭披针形，中上部细长而尖；花冠漏斗状，白色、蓝紫色或紫红色。蒴果球形，3室，每室含2枚种子。

**2.圆叶牵牛** 与上种区别为茎叶被密毛；叶阔心形，常不裂，总花梗比叶柄长。萼片卵状披针形，先端短尖。种子呈三棱状卵形，似橘瓣状，表面黑灰色或淡黄白色，背面正中有纵直凹沟，两侧凸起部凹凸不平，腹面棱线下端有类圆形浅色的种脐。见图9-4。

**辨识要点：缠绕藤本叶互生，黑白二丑有凹沟。**

【炮制品种】

**1.牵牛子** 除去杂质，用时捣碎。

**2.炒牵牛子** 取净牵牛子，照清炒法炒至稍鼓起。用时捣碎。

【药材及饮片特点】

**1.牵牛子** 本品似橘瓣状，表面灰黑色或淡黄白色，背面有一条浅纵沟，腹面棱线的下端有一点状种脐，微凹。质硬，横切面可见淡黄色或黄绿色皱缩折叠的子叶，微显油性。气微，味辛、苦，有麻感。见图 9–5。

**2. 炒牵牛子**　本品形如牵牛子，表面黑褐色或黄棕色，稍鼓起。微具香气。

辨识要点：黑白二丑橘瓣状，背面一条浅纵沟，腹面棱线突种脐。

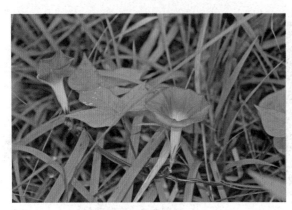
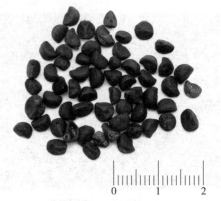

图 9–4　牵牛植物　　　　　　　　　　图 9–5　牵牛子药材

【**性味归经**】苦，寒；有毒。归肺、肾、大肠经。

【**功效与主治**】泻水通便，消痰涤饮，杀虫攻积。用于水肿胀满，二便不通，痰饮积聚，气逆喘咳，虫积腹痛。

# 第十章　祛风湿药

## 第一节　祛风寒湿药

### 川　乌

【来源】为毛茛科植物乌头 *Aconitum carmichaelii* Debx. 的干燥母根。

【产地】主产于四川、陕西。其他省区亦有分布，但量小。

【植物形态】多年生草本。茎直立，下部光滑无毛，上部散生少数贴伏柔毛。叶互生，具叶柄；叶片卵圆形，掌状 3 深裂，两侧裂片再 2 裂，边缘具粗齿或缺刻。总状花序顶生，花序轴与小花埂上密生柔毛；花蓝紫色；蓇葖果 3～5 个。

**辨识要点：卵圆叶片掌状裂，总状花序蓝紫色。**

【炮制品种】

**1. 生川乌**　除去杂质。用时捣碎。

**2. 制川乌**　取川乌，大小个分开，用水浸泡至内无干心，取出，加水煮沸 4～6 小时（或蒸 6～8 小时）至取大个及实心者切开内无白心，口尝微有麻舌感时，取出，晾至六成干，切片，干燥。

【药材及饮片特点】

**1. 生川乌**　本品呈不规则的圆锥形，稍弯曲，顶端常有残茎，中部多向一侧膨大。表面棕褐色或灰棕色，皱缩，有小瘤状侧根及子根脱离后的痕迹。质坚实，断面类白色或浅灰黄色，形成层环纹呈多角形。气微，味辛辣、麻舌。

**2. 制川乌**　本品为不规则或长三角形的片。表面黑褐色或黄褐色，有灰棕色形成层环。体轻，质脆，断面有光泽。气微，微有麻舌感。见图 10-1。

辨识要点：川乌母根圆锥形，制后皮黑不规则，形成层环灰棕色，断面光泽麻舌感。

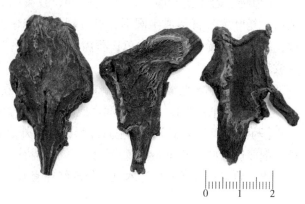

图 10-1　川乌药材

【性味归经】辛、苦，热；有大毒。归心、肝、肾、脾经。

【功效与主治】祛风除湿，温经止痛。用于风寒湿痹，关节疼痛，心腹冷痛，寒疝作痛及麻醉止痛。

# 独 活

【来源】伞形科植物重齿毛当归 Angelica pubescens Maxim. f. biserrata Shan et Yuan 的干燥根。

【炮制品种】独活　除去杂质，洗净，润透，切薄片，晒干或低温干燥。

【药材及饮片特点】本品呈类圆形薄片，表面灰褐色或棕褐色，具纵皱纹，有隆起的横长皮孔及稍突起的细根痕。质较硬，受潮则变软，断面皮部灰白色，有多数散在的棕色油室，木部灰黄色至黄棕色，形成层环棕色。有特异香气，味苦辛、微麻舌。见图 10-2。

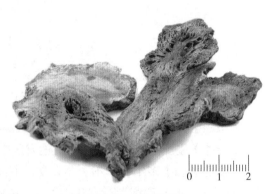

图 10-2　独活药材

辨识要点：**独活木部棕色环，特异香气有油点。**

【性味归经】辛、苦，微温。归肾、膀胱经。

【功效与主治】祛风除湿，通痹止痛，解表。用于风寒湿痹，腰膝疼痛，少阴伏风头痛，风寒挟湿头痛。

# 木 瓜

【来源】蔷薇科植物贴梗海棠 *Chaenomeles speciose*（Sweet）Nakai 的干燥近成熟果实。

【产地】主产于安徽、湖北、四川、浙江等省。以安徽宣城木瓜为上品。

【植物形态】落叶灌木，高 2～3m，枝有刺。叶片卵形至椭圆形，边缘有尖锐重锯齿；托叶大，肾形或半圆形，有重锯齿。花 3～5 朵簇生于两年生老枝上，先叶开放，绯红色，稀淡红色或白色；萼筒钟状，5 裂；花瓣 5。梨果球形或卵形，木质，黄色或带黄绿色。

辨识要点：**木瓜灌木枝有刺，叶缘尖锐重锯齿。**

【炮制品种】木瓜　洗净，润透或蒸透后切薄片，晒干。

【药材及饮片特点】本品呈月牙形薄片。外表面紫红色或红棕色，有不规则的深皱纹，剖面边缘向内卷曲，切面棕红色。气微清香，味酸。见图 10-3。

辨识要点：**月牙薄片为木瓜，外皮红棕有皱纹，剖面内卷味道酸。**

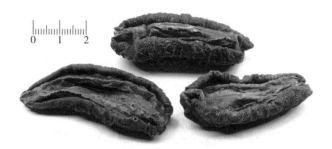

图 10-3　木瓜药材

【性味归经】酸，温。归肝、脾经。

【功效与主治】舒筋活络，和胃化湿。用于湿痹拘挛，腰膝关节酸重疼痛，暑湿吐泻，转筋挛痛，脚气水肿。

# 穿山龙

【来源】薯蓣科植物穿龙薯蓣 *Dioscorea nipponica* Makino 的干燥根茎。

【产地】全国大部分地区均产。

【植物形态】多年生缠绕草质藤本，根茎横走，栓皮呈片状脱落，断面黄色。茎左旋，无毛。叶互生，掌状心形，变化较大，边缘作不等大的三角状浅裂、或深裂，至顶生裂片较小，全缘。花单性异株，穗状花序腋生。果实为倒卵状椭圆形。见图 10-4。

辨识要点：藤本根茎横走，左旋茎叶互生，穗状花序腋生。

【炮制品种】穿山龙　除去杂质，洗净，润透，切厚片，干燥。

【药材及饮片特点】本品呈圆形或椭圆形的厚片。外表皮黄白色或棕黄色，有时可见刺状残根。切面白色或黄白色，有淡棕色的点状维管束。气微。味苦涩。见图 10-5。

辨识要点：圆形厚片黄白色，刺状残根味苦涩，点状维管淡棕色。

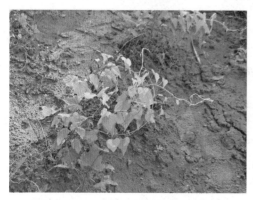

图 10-4　穿山龙植物

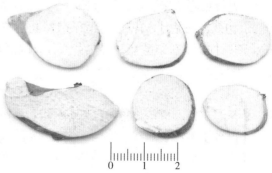

图 10-5　穿山龙药材

【性味归经】甘、苦，温。归肝、肾、肺经。

【功效与主治】祛风除湿，舒筋通络，活血止痛，止咳平喘。用于风湿痹痛，关节肿胀，疼痛麻木，跌扑损伤，闪腰岔气，咳嗽气喘。

# 第二节　祛风湿热药

## 秦　艽

【来源】龙胆科植物秦艽 *Gentiana macrophylla* Pall.、麻花秦艽 *Gentiana straminea* Maxim.、粗茎秦艽 *Gentiana crassicaulis* Duthie ex Burk. 或小秦艽 *Gentiana dahurica* Fisch. 的干燥根。

【产地】主产于甘肃、青海、内蒙古、陕西、山西等地。

【炮制品种】秦艽　除去杂质，洗净，润透，切厚片，晒干。

【药材及饮片特点】本品呈类圆形厚片，外表皮黄棕色、灰黄色或棕褐色，粗糙，有纵向或扭曲的纵皱纹。质硬而脆，易折断，断面略显油性，皮部黄色或棕黄色，木部黄色，有的中心呈枯朽状。气特异，味苦、微涩。见图 10-6。

**辨识要点：秦艽表皮扭曲状，质坚色黄气特异。**

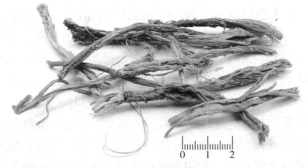

图 10-6　秦艽药材

【性味归经】辛、苦，平。归胃、肝、胆经。

【功效与主治】祛风湿，清湿热，止痹痛，退虚热。用于风湿痹痛，中风半身不遂，筋脉拘挛，骨节酸痛，湿热黄疸，日晡潮热，小儿疳积发热。

## 防　己

【来源】防己科植物粉防己 *Stephania tetrandra* S. Moore 的干燥根。

【产地】主产于浙江、江西、安徽、湖北等地。

【炮制品种】防己　除去杂质，稍浸，洗净，润透，切厚片，干燥。

【药材及饮片特点】本品为类圆形或半圆形的厚片，周边色较深。外表皮淡灰黄色，切面灰白色，粉性，有稀疏的放射状纹理。气微，味苦。见图 10-7。

**辨识要点：粉防己灰白色，具粉性，放射纹。**

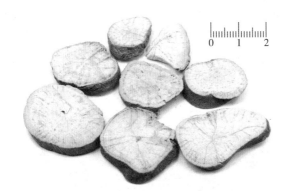

图 10-7　防己药材

【性味归经】苦，寒。归膀胱、肺经。

【功效与主治】祛风止痛，利水消肿。用于水肿脚气，小便不利，湿疹疮毒，风湿痹痛；高血压。

# 豨莶草

【来源】菊科植物豨莶 *Siegesbeckia orientalis* L.、腺梗豨莶 *Siegesbeckia pubescens* Makino 或毛梗豨莶 *Siegesbeckia glabrescens* Makino 的干燥地上部分。

【产地】全国大部分地区均产，主产于湖南、福建、湖北、江苏等省。

【植物形态】

**1. 腺梗豨莶**　一年生草本。茎高达 1m 以上，上部多叉状分枝，枝上部被紫褐色头状有柄腺毛及白色长柔毛。叶对生，阔三角状卵形至卵状披针形，先端尖，基部近截形或楔形，下延成翅柄，边缘有钝齿，两面均被柔毛，下面有腺点。头状花序多数，排成圆锥状，花梗密被白色毛及腺毛。花黄色，边花舌状。瘦果倒卵形。

**2. 豨莶**　与腺梗豨莶极相似，主要区别在于植株可高达 1m，分枝常呈复二歧状，花梗及枝上部密生短柔毛，叶片三角状卵形，叶边缘具不规则的浅齿或粗齿。

**3. 毛梗豨莶**　与上二种的区别在于植株高约 50cm，总花梗及枝上部柔毛稀且平伏。叶锯齿规则；花头与果实均较小，果长约 2mm。见图 10-8。

**辨识要点：**菊科豨莶被柔毛，头状花序叶对生。

【炮制品种】豨莶草　除去杂质，洗净，稍润，切段，干燥。

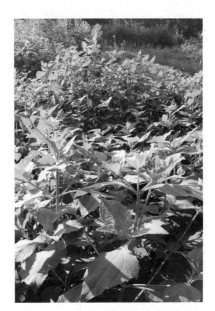

图 10-8　豨莶草药材

【药材及饮片特点】本品呈不规则的段。茎略呈方柱形，表面灰绿色、黄棕色或紫棕色，有纵沟和细纵纹，被灰色柔毛。切面髓部类白色。叶多破碎，灰绿色，边缘有钝锯齿，两面皆具白色柔毛。有时可见黄色头状花序。气微，味微苦。见图10-9。

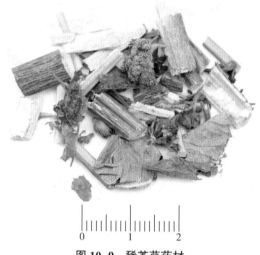

图10-9　豨莶草药材

辨识要点：**方形茎有纵沟，表面被灰柔毛，破碎叶灰绿色，叶两面白柔毛。**

【性味归经】辛、苦，寒。归肝、肾经。

【功效与主治】祛风湿，利关节，解毒。用于风湿痹痛，筋骨无力，腰膝酸软，四肢麻痹，半身不遂，风疹湿疮。

# 第三节　祛风湿强筋骨药

## 五加皮

【来源】五加科植物细柱五加 *Acanthopanax gracilistylus* W.W. Smith 的干燥根皮。

【产地】主产于湖北、湖南、浙江、四川等地。

【炮制品种】五加皮　除去杂质，洗净，润透，切厚片，干燥。

【药材及饮片特点】本品呈不规则卷筒状。外表面灰褐色，有稍扭曲的纵皱纹及横长皮孔；内表面淡黄色或灰黄色，有细纵纹。体轻，质脆，易折断，断面不整齐，灰白色。气微香，味微辣而苦。见图10-10。

辨识要点：五加皮外有长皮孔，断面不齐灰

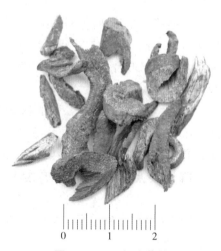

图10-10　五加皮药材

白色。

【**性味归经**】辛、苦，温。归肝、肾经。

【**功效与主治**】祛风湿，补肝肾，强筋骨，利水消肿。用于风湿痹痛，筋骨痿软，小儿行迟，体虚乏力，水肿，脚气。

# 桑寄生

【**来源**】桑寄生科植物桑寄生 *Taxillus chinensis*（DC.）Danser 的干燥带叶茎枝。

【**产地**】主产于广西、广东等地。

【**炮制品种**】桑寄生　除去杂质，略洗，润透，切厚片或短段，干燥。

【**药材及饮片特点**】本品呈厚片或不规则短段。表面红褐色或灰褐色，细纵纹，并有多数细小突起的棕色皮孔，嫩枝有的可见棕褐色茸毛；质坚硬，断面不整齐，皮部红棕色，木部色较浅。叶多卷曲，具短柄；叶片展平后呈卵形或椭圆形，表面黄褐色，幼叶被细茸毛，先端钝圆，基部圆形或宽楔形，全缘；革质。气微，味涩。见图10-11。

**辨识要点：桑寄生，革质叶，茎有纵纹和皮孔。**

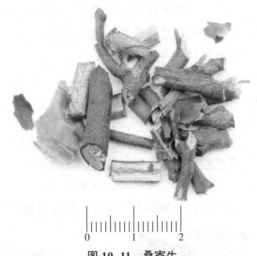

**图 10-11　桑寄生**

【**性味归经**】苦、甘，平。归肝、肾经。

【**功效与主治**】祛风湿，补肝肾，强筋骨，安胎元。用于风湿痹痛，腰膝酸软，筋骨无力，崩漏经多，妊娠漏血，胎动不安，头晕目眩。

# 第十一章　化湿药

## 广藿香

【来源】唇形科植物广藿香 *Pogostemon cablin*（Blanco）Benth. 的干燥地上部分。

【产地】主产于广东省广州市的石牌，海南、台湾、广西、云南等省区亦有栽培。

【植物形态】多年生草本，高达 1m，茎直立，上部多分枝，老枝粗壮，近圆形，外表木栓化。幼枝方形，密被灰黄色茸毛。叶对生，有柄，揉之，有清淡的特异香气。叶片阔卵形、卵形或卵状椭圆形，先端短尖或钝，基部阔楔形或近心形，边缘具不整齐钝锯齿，两面均被灰白色茸毛；沿叶脉处及背面尤甚。轮伞花序密集成穗状，密被短柔毛，顶生或腋生，花萼筒状，花冠唇形，淡紫红色。见图 11-1。

辨识要点：藿香草本茎直立，特异香气叶对生。

【炮制品种】广藿香　除去残根及杂质，先抖下叶，筛净另放；茎洗净，润透，切段，晒干，再与叶混匀。

【药材及饮片特点】本品呈不规则段，茎略呈方柱形，表面灰褐色、灰黄色或带红棕色，被柔毛。切面白色髓部可见。老茎类圆柱形，被灰褐色栓皮。叶破碎或皱缩成团，完整者展平后呈卵形或椭圆形，基部楔形或钝圆，边缘具大小不规则的钝齿；叶柄细，被柔毛，质脆，易碎。气香特异，味微苦。见图 11-2。

辨识要点：藿香茎呈方柱形，外被柔毛叶易碎，切面白髓香特异。

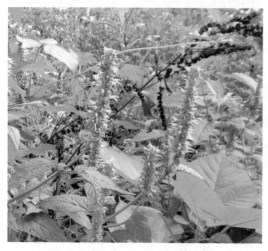

图 11-1　广藿香植物

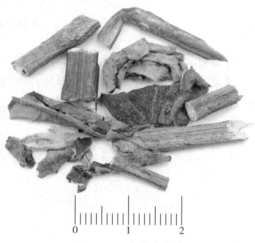

图 11-2　广藿香药材

【**性味归经**】辛，微温。归脾、胃、肺经。

【**功效与主治**】芳香化湿，和中止呕，发表解暑。用于湿浊中阻，脘痞呕吐，暑湿表证，湿温初起，发热倦怠，胸闷不舒，寒湿闭暑，腹痛吐泻，鼻渊头痛。

# 苍 术

【**来源**】菊科植物茅苍术 *Atractylodes lancea*（Thunb.）DC. 或北苍术 *Atractylodes chinensis*（DC.）Koidz. 的干燥根茎。

【**产地**】茅苍术主产于江苏、湖北、河南等省。北苍术主产于河北、山西、陕西、内蒙古等省区。

【**植物形态**】

**1. 茅苍术**　多年生草本，高达 80cm；具结节状圆柱形横走根茎。茎直立，下部木质化。叶互生，革质，上部叶一般不分裂，无柄，卵状披针形至椭圆形，边缘有刺状锯齿，下部叶多为 3～5 深裂，顶端裂片较大，圆形，倒卵形，侧裂片 1～2 对，椭圆形。头状花序顶生。花为管状花，白色或淡紫色。瘦果有柔毛。见图 11-3。

**2. 北苍术**　与茅苍术相比，北苍术叶片较宽，卵形或狭卵形，一般羽状 5 深裂，茎上部叶 3～5 羽状浅裂或不裂。头状花序稍宽。

**辨识要点：根茎横走茎直立，革质互生有锯齿。**

【**炮制品种**】

**1. 苍术**　除去杂质，洗净，润透，切厚片，干燥。

**2. 麸炒苍术**　取苍术片，照麸炒法炒至表面深黄色。

【**药材及饮片特点**】

**1. 苍术**　呈不规则类圆形或条形厚片。表面灰棕色，有皱纹、横曲纹及残留须根。质坚实，断面黄白色或灰白色，散有多数橙黄色或棕红色油室（朱砂点），暴露稍久，可析出白色细针状结晶。气香特异，味微甘、辛、苦。见图 11-4。

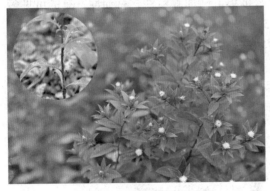

图 11-3　苍术植物

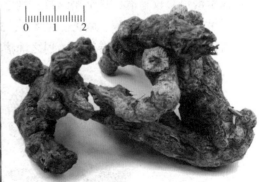

图 11-4　苍术药材

**2. 麸炒苍术**　形如苍术片，表面深黄色，散有多数棕褐色油室，有焦香气。

**辨识要点：苍术厚片不规则，切面油室朱砂点，白色结晶表面生，气香特异质**

坚实。

【性味归经】辛、苦，温。归脾、胃、肝经。

【功效与主治】燥湿健脾，祛风散寒，明目。用于湿阻中焦，脘腹胀满，泄泻，水肿，脚气痿躄，风湿痹痛，风寒感冒，夜盲，眼目昏涩。其中麸炒苍术健脾作用较强。

# 厚 朴

【来源】木兰科植物厚朴 *Magnolia officinalis* Rehd. et Wils. 或凹叶厚朴 *Magnolia officinalis* Rehd. et Wils. var. *biloba* Rehd. et Wils. 的干燥干皮、根皮及枝皮。

【产地】主产于四川、湖北、浙江、江西等省。

【植物形态】

**1. 厚朴** 落叶乔木，高 7 ～ 15m；冬芽由托叶包被，开放后托叶脱落。单叶互生，密集小枝顶端，叶片椭圆状倒卵形，革质，先端钝圆或具短尖，基部楔形或圆形，全缘或微波状，背面幼时被灰白色短绒毛，老时呈白粉状。花与叶同时开放，单生枝顶，白色，有香气。聚合果卵状椭圆形，木质。

**2. 凹叶厚朴** 与上种极相似，唯叶片先端凹缺成 2 钝圆浅裂片（但幼树叶先端圆形）。

**辨识要点**：厚朴乔木木兰科，单叶互生集枝端，花与叶片同开放，叶片革质花气香。

【炮制品种】

**1. 厚朴** 刮去粗皮，洗净，润透，切丝，晒干。

**2. 姜厚朴** 取厚朴丝，照姜汁炙法炒干。本品为弯曲丝条状，断面纤维性，呈紫褐色。

【药材及饮片特点】

**1. 厚朴** 本品为弯曲丝条状或单、双卷筒状，外表面灰棕色或灰褐色，粗糙，有时呈鳞片状，较易剥落，有明显椭圆形皮孔和纵皱纹，刮去粗皮者显黄棕色。内表面紫棕色或深紫褐色，较平滑，具细密纵纹，划之显油痕。断面颗粒性，有油性，有的可见多数小亮星。气香，味辛辣、微苦。见图 11-5。

**辨识要点**：厚朴粗糙卷筒状，划之油痕味辛辣，切面颗粒有亮星。

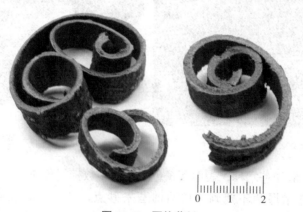

图 11-5 厚朴药材

**2. 姜厚朴** 形似厚朴丝，表面灰褐色，偶见焦斑。略有姜辣气。

【**性味归经**】苦、辛，温。归脾、胃、肺、大肠经。

【**功效与主治**】燥湿消痰，下气除满。用于湿滞伤中，脘痞吐泻，食积气滞，腹胀便秘，痰饮喘咳。

# 砂 仁

【**来源**】姜科植物阳春砂 *Amomum villosum* Lour.、绿壳砂 *Amomum villosum* Lour. var. *xanthioides* T.L.Wu et Senjen 或海南砂 *Amomum longiligulare* T.L.Wu 的干燥成熟果实。

【**产地**】主产于广东、广西、云南、海南。

【**炮制品种**】砂仁 除去杂质。用时捣碎。

【**药材及饮片特点**】

**1. 阳春砂、绿壳砂** 呈椭圆形或卵圆形，有不明显的三棱。表面棕褐色，密生刺状突起，顶端有花被残基，基部常有果梗。果皮薄而软。种子集结成团，具三钝棱，中有白色隔膜，将种子团分成 3 瓣。种子为不规则多面体；表面棕红色或暗褐色，有细皱纹，外被淡棕色膜质假种皮；质硬，胚乳灰白色。气芳香而浓烈，味辛凉、微苦。见图 11-6。

**2. 海南砂** 呈长椭圆形或卵圆形，有明显的三棱。表面被片状、分枝的软刺，基部具果梗痕。果皮厚而硬。种子团较小，每瓣有种子 3 ～ 24 粒；气味稍淡。

**辨识要点：阳春绿壳刺密生，果皮薄软种团三；海南软刺片状分，果皮厚硬气味淡。**

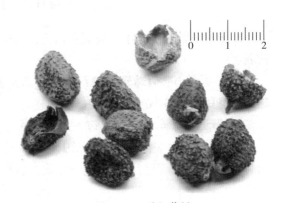

图 11-6 砂仁药材

【**性味归经**】辛，温。归脾、胃、肾经。

【**功效与主治**】化湿开胃，温中止泻，理气安胎。用于湿浊中阻，脘痞不饥，脾胃虚寒，呕吐泄泻，妊娠恶阻，胎动不安。

# 豆 蔻

【**来源**】姜科植物白豆蔻 *Amomum kravanh* Pierre ex Gagnep. 或瓜哇白豆蔻 *Amomum compactum* Soland ex Maton 的干燥成熟果实。又名白豆蔻。按产地不同分为"原豆蔻"和"印尼豆蔻"。

【**产地**】原豆蔻主产于泰国、柬埔寨；印尼白蔻主产于印度尼西亚爪哇，我国云南、广东、广西等地亦有栽培。

【**炮制品种**】豆蔻 除去杂质。用时捣碎。

**【药材及饮片特点】**

**1.原豆蔻** 呈类球形，表面黄白色至淡黄棕色，有 3 条较深的纵向槽纹，顶端有突起的柱基，基部有凹下的果柄痕，两端均具浅棕色绒毛。果皮体轻，质脆，易纵向裂开，内分 3 室，每室含种子约 10 粒；种子呈不规则多面体，背面略隆起，表面暗棕色，有皱纹，并被有残留的假种皮。气芳香，味辛凉略似樟脑。见图 11-7。

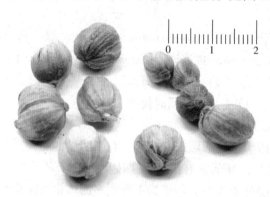

图 11-7　豆蔻药材

**2.印尼白蔻** 个略小。表面黄白色，有的微显紫棕色。果皮较薄，种子瘦瘪。气味较弱。

**辨识要点：形似球形纵槽纹，顶端凸起基部凹；果皮质脆易纵裂，气味辛凉似樟脑；印尼豆蔻个略小，种子瘦瘪气味弱。**

**【性味归经】**辛，温。归肺、脾、胃经。

**【功效与主治】**化湿行气，温中止呕，开胃消食。用于湿浊中阻，不思饮食，湿温初起，胸闷不饥，寒湿呕逆，胸腹胀痛，食积不消。

# 第十二章　利水渗湿药

## 第一节　利水消肿药

### 茯苓

【来源】多孔菌科真菌茯苓 *Poria cocos*（Schw.）Wolf 的干燥菌核。

【产地】主产于安徽、云南、湖北等地。

【炮制品种】茯苓　取茯苓浸泡，洗净，润后稍蒸，及时切取皮和块或切厚片，晒干。

【药材及饮片特点】

**1. 茯苓块**　本品呈立方块状或方块状厚片，大小不一，具颗粒性。白色、淡红色或淡棕色。见图 12-1。

**辨识要点：茯苓方块颗粒性，嚼之黏牙气味淡。**

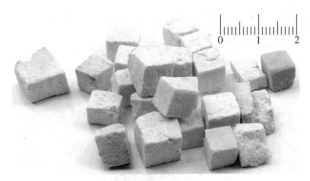

图 12-1　茯苓药材

**2. 茯苓片**　本品呈不规则厚片，薄厚不一，白色或淡红色、淡棕色。

【性味归经】甘、淡，平。归心、肺、脾、肾经。

【功效与主治】利水渗湿，健脾，宁心。用于水肿尿少，痰饮眩悸，脾虚食少，便溏泄泻，心神不安，惊悸失眠。

# 薏苡仁

【来源】禾本科植物薏苡 *Coix lacryma-jobi* L. var. *ma-yuen*（Roman.）Stapf 的干燥成熟种仁。

【产地】主产于福建、河北、辽宁等省。

【植物形态】多年生草本，高 1 ～ 1.5m。叶互生，线性至披针形。总状花序。颖果圆珠形。见图 12-2。

辨识要点：禾本薏苡叶互生，总状花序果圆珠。

【炮制品种】

**1. 薏苡仁**　除去杂质。

**2. 麸炒薏苡仁**　取净薏苡仁，照麸炒法炒至微黄色。

【药材及饮片特点】

**1. 薏苡仁**　本品呈宽卵形或长椭圆形，表面乳白色，光滑，偶有残存的黄褐色种皮。一端钝圆，另端较宽而微凹，有一淡棕色点状种脐。背面圆凸，腹面有一条较宽而深的纵沟。质坚实，断面白色，粉性。气微，味微甜。见图 12-3。

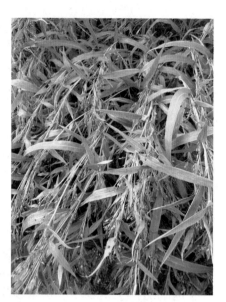

图 12-2　薏苡植物

辨识要点：薏苡仁呈类球形，腹有深沟味微甜，断面白色粉性强。

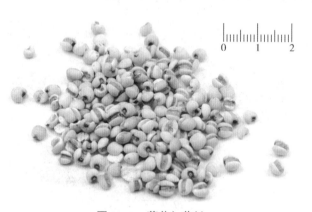

图 12-3　薏苡仁药材

**2. 麸炒薏苡仁**　形如薏苡仁，微鼓起，表面微黄色。

【性味归经】甘、淡，凉。归脾、胃、肝经。

【功效与主治】利水渗湿，健脾止泻，除痹，排脓，解毒散结。用于水肿，脚气，小便不利，脾虚泄泻，湿痹拘挛，肺痈，肠痈，赘疣，癌肿。

# 泽泻

【来源】泽泻科植物泽泻 *Alisma orientalis*（Sam.）Juzep. 的干燥块茎。

【产地】主产于福建、四川等地。

【炮制品种】

**1. 泽泻**　除去杂质，稍浸，润透，切厚片，干燥。

**2. 盐泽泻**　取泽泻片，照盐水炙法炒干（每100kg泽泻片加盐2.5kg，开水化开）。

【药材及饮片特点】

**1. 泽泻**　本品呈圆形或椭圆形厚片，表面黄白色或淡黄棕色，有不规则的横向环状浅沟纹及多数细小突起的须根痕，底部有的有瘤状芽痕。质坚实，断面黄白色，粉性，有多数细孔。气微，味微苦。见图12-4。

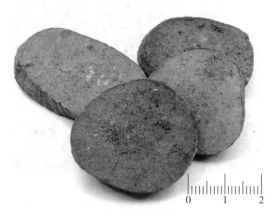

图12-4　泽泻药材

**辨识要点：泽泻厚片黄白色，切面粉性多细孔。**

**2. 盐泽泻**　形如泽泻片，表面淡黄棕色或黄褐色，偶见焦斑，味微咸。

【性味归经】甘、淡，寒。归肾、膀胱经。

【功效与主治】利水渗湿，泄热，化浊降脂。用于小便不利，水肿胀满，泄泻尿少，痰饮眩晕，热淋涩痛；高血脂。

# 第二节　利尿通淋药

# 车前子

【来源】车前科植物车前 *Plantago asiatica* L. 或平车前 *Plantago depressa* Willd. 的干燥成熟种子。

【产地】车前全国各地均产，平车前产于东北、华北及西北等地。

【植物形态】车前叶丛生，直立或展开，方卵形或宽卵形，全缘或有不规则波状浅齿，弧形脉。花茎顶生，穗状花序。蒴果卵状圆锥形。见图12-5。

**辨识要点：叶丛生，弧形脉，花茎顶生，穗状花序。**

【炮制品种】

1. **车前子**　除去杂质。

2. **盐车前子**　取净车前子，照盐水炙法炒至起爆裂声时，喷洒盐水，炒干。

**【药材及饮片特点】**

**1. 车前子** 本品呈椭圆形、不规则长圆形或三角状长圆形，略扁，表面黄棕色至黑褐色，有细皱纹，一面有灰白色凹点状种脐。质硬。气微，味淡。见图 12-6。

**辨识要点：车前子细小长圆形，表面黄棕有皱纹，凹点种脐灰白色。**

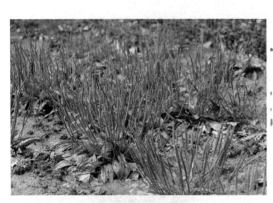

图 12-5 车前草植物

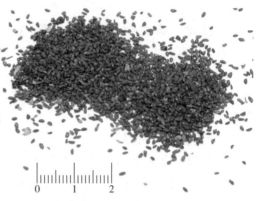

图 12-6 车前子药材

**2. 盐车前子** 形如车前子，表面黑褐色，气微香，味微咸。

**【性味归经】**甘，寒。归肝、肾、肺、小肠经。

**【功效与主治】**清热利尿通淋，渗湿止泻，明目，祛痰。用于热淋涩痛，水肿胀满，暑湿泄泻，目赤肿痛，痰热咳嗽。

# 萹 蓄

**【来源】**蓼科植物萹蓄 *Polygonum aviculare* L. 的干燥地上部分。

**【产地】**全国大部分地区均产，主产于河南、四川、浙江、山东、吉林、河北等省。

**【植物形态】**一年生草本，高达 50cm，茎平卧或上升，自基部分枝，有棱角。叶有极短柄或近无柄；叶片狭椭圆形或披针形，顶端钝或急尖，基部楔形，全缘；托叶鞘膜质，下部褐色，上部白色透明，有不明显脉纹。花腋生，1～5 朵簇生叶腋，遍布于全植株；花梗细而短。瘦果卵形，有 3 棱，黑色或褐色，生不明显小点。见图 12-7。

**辨识要点：草本植物为萹蓄，单叶互生为全缘。叶柄基部常扩大，托叶膜质呈鞘状。**

**【炮制品种】**萹蓄 除去杂质，洗净，切段，干燥。

**【药材及饮片特点】**本品呈不规则的段。茎呈圆柱形而略扁，表面灰绿色或棕红色，有细密微突起的纵纹；节部稍膨大，有浅棕色膜质的托叶鞘。切面髓部白色。叶片多破碎，完整者展平后呈披针形，全缘。气微，味微苦。见图 12-8。

**辨识要点：圆柱形茎而略扁，节部膨大托叶鞘，披针形叶多破碎。**

**【性味归经】**苦，微寒。归膀胱经。

**【功效与主治】**利尿通淋，杀虫，止痒。用于热淋涩痛，小便短赤，虫积腹痛，皮肤湿疹，阴痒带下。

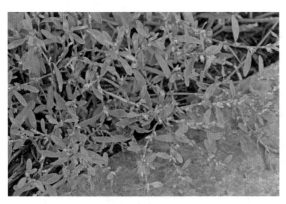

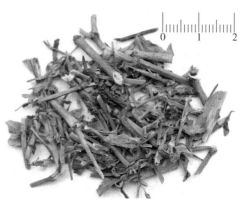

图 12-7　萹蓄植物　　　　　　　图 12-8　萹蓄药材

# 第三节　利湿退黄药

## 茵　陈

【来源】菊科植物滨蒿 *Artemisia scoparia* Waldst. et Kit. 或茵陈蒿 *Artemisia capillaris* Thunb. 的干燥地上部分。

【产地】主产于陕西、山西、河北等地。

【炮制品种】茵陈　除去残根及杂质，搓碎或切碎。绵茵陈筛去灰屑。

【药材及饮片特点】

**1. 绵茵陈**　本品多卷曲成团状，灰白色或灰绿色，全体密被白色茸毛，绵软如绒。茎细小，除去表面白色茸毛后可见明显纵纹；质脆，易折断。叶具柄；展平后叶片呈一至三回羽状分裂，小裂片卵形或稍呈倒披针形、条形，先端尖锐。气清香，味微苦。见图 12-9。

　　辨识要点：卷曲成团灰绿色，密被茸毛软如绒。

**2. 花茵陈**　本品茎呈圆柱形，多分枝，表面淡紫色或紫色，有纵条纹，被短柔毛；体轻，质脆，断面类白色。叶密集，或多脱落；下部叶二至三回羽状深裂，裂片条形或细条形，两面密被白色柔毛；茎生叶一至二回羽状全裂，基部抱茎，裂片细丝状；头状花序卵形，多数集成圆锥状，有短梗。瘦果长圆形，黄棕色。气芳香，味微苦。

　　辨识要点：圆柱形茎有纵纹，叶被柔

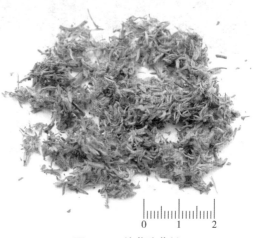

图 12-9　绵茵陈药材

毛羽状裂，头状花序成锥状。

【性味归经】苦、辛，微寒。归脾、胃、肝、胆经。

【功效与主治】清热利湿，利胆退黄。用于黄疸尿少，湿疮瘙痒；传染性黄疸型肝炎。

# 虎　杖

【来源】蓼科植物虎杖 *Polygonum cuspidatum* Sieb. et Zucc. 的干燥根茎和根。

【产地】主产于江苏、江西、山东、四川等省。

【植物形态】多年生灌木状草本，无毛，高 1～1.5m，根状茎横走，木质化，外皮黄褐色，茎直立，丛生，中空，表面散生红色或紫红色斑点。叶片宽卵状椭圆形或卵形，顶端急尖，基部圆形或阔楔形，托叶鞘褐色，早落。圆锥花序腋生，花梗细长。瘦果椭圆形，有 3 棱，黑褐色，光亮。见图 12-10。

辨识要点：**蓼科虎杖茎直立，散生斑点托叶鞘。**

【炮制品种】虎杖　除去杂质，洗净，润透，切厚片，干燥。

【药材及饮片特点】本品多为圆柱形短段或不规则厚片。外皮棕褐色，有纵皱纹和须根痕，切面皮部较薄，木部宽广，棕黄色，射线放射状，皮部与木部较易分离。根茎髓中有隔或呈空洞状。质坚硬。气微，味微苦、涩。见图 12-11。

辨识要点：**棕褐外皮须根痕，切面射线放射状，中空质硬味苦涩。**

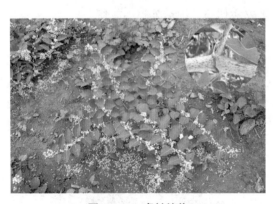

图 12-10　虎杖植物

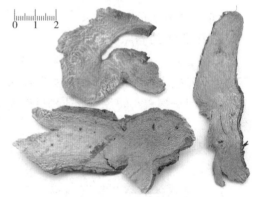

图 12-11　虎杖药材

【性味归经】微苦，微寒。归肝、胆、肺经。

【功效与主治】利湿退黄，清热解毒，散瘀止痛，止咳化痰。用于湿热黄疸，淋浊，带下，风湿痹痛，痈肿疮毒，水火烫伤，经闭，癥瘕，跌打损伤，肺热咳嗽。

# 第十三章　温里药

## 附　子

【来源】毛茛科植物乌头 *Aconitum carmichaeli* Debx. 的子根的加工品。

【产地】主产于四川。

【炮制品种】

**1. 盐附子**　选择个大、均匀的泥附子，洗净，浸入食用胆巴的水溶液中过夜，再加食盐，继续浸泡，每日取出晒晾，并逐渐延长晒晾时间，直至附子表面出现大量结晶盐粒（盐霜）、体质变硬为止。

**2. 黑顺片**　取泥附子，按大小分别洗净，浸入食用胆巴的水溶液中数日，连同浸液煮至透心，捞出，水漂，纵切成厚约 0.5cm 的片，再用水浸漂，用调色液使附片染成浓茶色，取出，蒸至出现油面、光泽后，烘至半干，再晒干或继续烘干。

**3. 白附片**　选择大小均匀的泥附子，洗净，浸入食用胆巴的水溶液中数日，连同浸液煮至透心，捞出，剥去外皮，纵切成厚约 0.3cm 的片，用水浸漂，取出，蒸透，晒干。

**4. 淡附片**　取盐附子，用清水浸漂，每日换水 2～3 次，至盐分漂尽，与甘草、黑豆加水共煮透心，至切开后口尝无麻舌感时，取出，除去甘草，黑豆，切薄片，晒干。每 100kg 盐附子用甘草 5kg，黑豆 10kg。

**5. 炮附片**　取附片，照烫法用沙烫至鼓起并微变色。

【药材及饮片特点】

**1. 盐附子**　本品呈圆锥形，表面灰黑色，被盐霜，顶端有凹陷的芽痕，周围有瘤状突起的支根或支根痕。体重，横切面灰褐色，可见充满盐霜的小空隙及多角形形成层环纹，环纹内侧导管束排列不整齐。气微，味咸而麻，刺舌。

**辨识要点：圆锥形体被盐霜，切面空隙层环纹，气微味咸而麻舌。**

**2. 黑顺片**　本品为纵切片，上宽下窄，长 1.7～5cm，宽 0.9～3cm，厚 0.2～0.5cm。外皮黑褐色，切面暗黄色，油润具光泽，半透明状，并有纵向导管束。质硬而脆，断面角质样。气微，味淡。见图 13-1。

**辨识要点：带皮纵切染色深，上宽下窄具油光。**

**3. 白附片**　无外皮，黄白色，半透明，厚约 0.3cm。

**辨识要点：去皮纵切染色浅，颜色黄白半透明。**

**4. 淡附片**　本品呈纵切片，上宽下窄，外皮褐色，切面褐色，油润具光泽，半透明，有纵向导管束。质硬，断面角质样。气微，味淡，口尝无麻舌感。

**辨识要点：去皮纵切不染色，质硬而脆半透明。**

**5. 炮附片**　形同黑顺片或白附片，呈黄棕色，质松脆，气微，味淡。

**辨识要点：形同黑顺或白附，质地松脆黄棕色。**

**【性味归经】**辛、甘，大热，有毒。归心、肾、脾经。

**【功效与主治】**回阳救逆，补火助阳，散寒止痛。用于亡阳虚脱，肢冷脉微，阳痿，宫冷，心腹冷痛，虚寒吐泻，阴寒水肿，阳虚外感，寒湿痹痛。

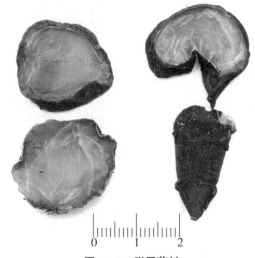

图 13-1　附子药材

# 干　姜

**【来源】**姜科植物姜 *Zingiber officinale* Rosc. 的干燥根茎。

**【产地】**主产于四川、贵州、湖北、广东、广西等地。

**【炮制品种】**

**1. 干姜**　除去杂质，略泡，洗净，润透，切厚片或块，干燥。

**2. 姜炭**　取干姜块，照炒炭法炒至表面黑色，内部棕褐色。

**【药材及饮片特点】**

**1. 干姜**　本品呈不规则纵切片或斜切片，具指状分枝，表面灰黄色或浅灰棕色，粗糙，具纵皱纹及明显的环节。分枝处常有鳞叶残存，分枝顶端有茎痕或芽。质坚实，断面黄白色或灰白色，粉性或颗粒性，可见较多的纵向纤维，有的呈毛状，内皮层环纹明显，维管束及黄色油点散在。气香、特异，味辛辣。见图 13-2。

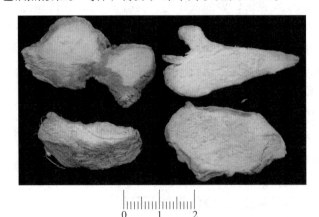

图 13-2　干姜药材

辨识要点：干姜表面有环节，不规则片略粉性，纤维毛状黄油点。

**2. 姜炭**　本品形如干姜片，表面焦黑色，内部棕褐色，体轻，质松脆，味微苦，微辣。

【性味归经】辛，热。归脾、胃、肾、心、肺经。

【功效与主治】温中散寒，回阳通脉，温肺化饮。用于脘腹冷痛，呕吐泄泻，肢冷脉微，痰饮喘咳。

## 肉 桂

【来源】樟科植物肉桂 *Cinnamomum cassia* Presl 的干燥树皮。

【产地】主产于广东、广西、台湾、云南、福建等地。越南、印度尼西亚等地多为栽培。

【植物形态】常绿乔木，高达 10m 以上，树皮灰褐色，树皮厚可达 13mm，具强烈辛辣芳香味。叶互生或近对生；长椭圆形，或椭圆披针形，长 8～20cm，宽 3～5.5cm；顶端急尖，叶基宽楔形；全缘，具离基三出脉。圆锥花序顶生或腋生；花小，径 5mm，花被裂片椭圆形，长 3mm。果椭圆形，长 10mm，径 7～8mm，熟时紫黑色。

辨识要点：常绿乔木灰树皮，气味芳香作药用。

【炮制品种】肉桂　除去杂质及粗皮。用时捣碎。

【药材及饮片特点】本品呈槽状或卷筒状，外表面灰棕色，稍粗糙，有不规则的细皱纹及横向突起的皮孔，有的可见灰白色的斑纹；内表面红棕色，略平坦，有细纵纹，划之显油痕。质硬而脆，易折断，断面不平坦，外层棕色而较粗糙，内层红棕色而油润，两层间有 1 条黄棕色的线纹。气香浓烈，味甜、辣。见图 13-3。

辨识要点：肉桂卷曲成筒状，外皮灰棕白斑纹，内皮红棕有细纹，气香浓烈味甜辣。

【性味归经】辛、甘，大热。归肾、脾、心、肝经。

【功效与主治】补火助阳，散寒止痛，温经通脉，引火归原。用于阳痿，宫冷，腰膝冷痛，肾虚作喘，阳虚眩晕，目赤咽痛，心腹冷痛，虚寒吐泻，寒疝，奔豚，经闭，痛经。

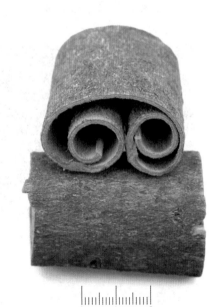

图 13-3　肉桂药材

## 花 椒

【来源】芸香科植物青椒 *Zanthoxylum schinifolium* Sieb. et Zucc. 或花椒 *Zanthoxylum bungeanum* Maxim. 的干燥成熟果皮。

【产地】主产于辽宁、河北、四川等省，传统以四川产者为佳，又名川椒、蜀椒。

【植物形态】灌木或小乔木，高3～6m。茎枝疏生略向上斜的皮刺，基部侧扁；嫩枝被短柔毛。叶互生；单数羽状复叶，叶片卵形、椭圆形至广卵形，先端急尖，通常微凹，基部为不等的楔形，边缘钝锯齿状。伞房状圆锥花序，顶生或顶生于侧枝上。果实红色至紫红色，密生疣状突起的腺点。见图13-4。

**辨识要点：芸香花椒为灌木，羽状复叶单互生。**

【炮制品种】

**1. 花椒**　除去椒目、果柄等杂质。

**2. 炒花椒**　取净花椒，照清炒法炒至有香气。

【药材及饮片特点】

**1. 青椒**　多为2～3个上部离生的小蓇葖果，集生于小果梗上，蓇葖果球形，沿腹缝线开裂。外表面灰绿色或暗绿色，散有多数油点和细密的网状隆起皱纹；内表面类白色，光滑。内果皮常由基部与外果皮分离。残存种子呈卵形，表面黑色，有光泽。气香，味微甜而辛。

**2. 花椒**　蓇葖果多单生，外表面紫红色或棕红色，散有多数疣状突起的油点，对光观察半透明；内表面淡黄色。香气浓，味麻辣而持久。见图13-5。

**辨识要点：表面紫红有油点，香气浓郁味麻辣。**

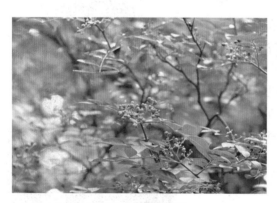

图13-4　花椒植物

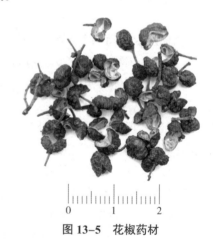

图13-5　花椒药材

【性味归经】辛，温。归脾、胃、肾经。

【功效与主治】温中止痛，杀虫止痒。用于脘腹冷痛，呕吐泄泻，虫积腹痛；外治湿疹，阴痒。

# 第十四章 理气药

## 陈 皮

【来源】芸香科植物橘 *Citrus reticulata* Blanco 及其栽培变种的干燥成熟果皮。

【产地】主产于广东、福建、四川、江苏等省。

【植物形态】常绿小乔木，高约3m。小枝柔弱，通常有刺。叶互生，叶柄细长，叶革质，披针形或卵状披针形，先端渐尖，基部楔形，全缘或有钝齿，上面深绿色，下面淡绿色，中脉稍突起。春季开黄白色花，芳香。柑果扁圆形或圆形，橙黄色或淡红色，果皮疏松，肉瓣极易分离。种子卵形，白黄色，先端有短嘴状突起。

辨识要点：芸香陈皮小乔木，柄细互生叶革质。

【炮制品种】陈皮　除去杂质，喷淋水，润透，切丝，阴干。

【药材及饮片特点】本品呈不规则的条状或丝状，外表面橙红色或红棕色，有细皱纹及凹下的点状油室；内表面浅黄白色，粗糙，附黄白色或黄棕色筋络状维管束。质稍硬而脆。气香，味辛、苦。见图14-1。

辨识要点：陈皮外皮橙红色，具有皱纹和油室，内皮黄白附橘络。

【性味归经】辛、苦，温。归脾、肺经。

【功效与主治】理气健脾，燥湿化痰。用于脘腹胀满，食少吐泻，咳嗽痰多。

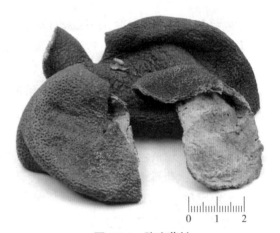

图14-1　陈皮药材

## 枳 实

【来源】芸香科植物酸橙 *Citrus aurantium* L. 及其栽培变种或甜橙 *Citrus sinensis* Osbeck 的干燥幼果。

【产地】主产于四川、江西、湖南、湖北、江苏等地。

【炮制品种】

**1. 枳实**　除去杂质，洗净，润透，切薄片，干燥。

**2. 麸炒枳实**  取枳实片，照麸炒法炒至色变深。

【药材及饮片特点】

**1. 枳实**  本品为不规则弧状条形或圆形薄片，切面外果皮黑绿色至暗棕色，中果皮部分黄白色至黄棕色，近外缘有1～2列点状油室，条片内侧或圆片中央具棕褐色瓤囊。气清香，味苦、微酸。见图14-2。

辨识要点：**枳实外皮黑绿色，外缘点状油室列，中央棕褐有瓤囊。**

**2. 麸炒枳实**  本品形如枳实片，色较深，有的有焦斑。气焦香，味微苦，微酸。

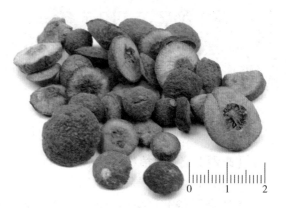

图14-2  枳实药材

【性味归经】苦、辛、酸，微寒。归脾、胃经。

【功效与主治】破气消积，化痰除痞。用于积滞内停，痞满胀痛，泻痢后重，大便不通，痰滞气阻胸痹，结胸；胃下垂，脱肛，子宫脱垂。

# 木 香

【来源】菊科植物木香 *Aucklandia lappa* Decne. 的干燥根。

【产地】主产于云南省，又称云木香，四川、西藏亦产。

【植物形态】多年生草本，高1～2m。主根粗壮，圆柱形，有特异香气。基生叶大型，具长柄，叶片三角状卵形或长三角形，基部心形，边缘具不规则的浅裂或波状，疏生短刺，基部下延成不规则分裂的翼，叶面被短柔毛。茎生叶较小，呈广椭圆形。头状花序丛生于茎顶，腋生者单一。花全为管状花，暗紫色，花冠5裂。瘦果线性，有棱，上端着生一轮黄色直立的羽状冠毛，熟时脱落。见图14-3。

辨识要点：**菊科木香根粗壮，叶片浅裂或波状。**

【炮制品种】

**1. 木香**  除去杂质，洗净，稍泡，闷透，切厚片，晾干。

**2. 煨木香**  取未干燥的木香片，在铁丝匾中，用一层草纸，一层木香片，间隔平铺数层，置炉火旁或烘干室内，烘煨至木香中所含的挥发油渗至纸上，取出。

【药材及饮片特点】

**1. 木香**  本品为类圆形或不规则的厚片。外表皮灰褐色或棕黄色，有纵皱纹。切面棕黄色至棕褐色，中部有明显菊花心状的放射纹理，形成层环棕色，间有暗褐色或灰褐色环纹，褐色油点（油室）散在。有特异香气，味微苦。见图14-4。

辨识要点：**木香外皮有纵纹，棕色环纹菊花心，油室散在气特异。**

**2. 煨木香**  本品形如木香片，气微香，味微苦。

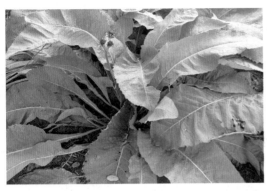

图 14-3　木香植物

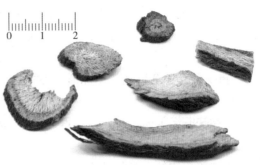

图 14-4　川木香药材

【**性味归经**】辛、苦，温。归脾、胃、大肠、三焦、胆经。

【**功效与主治**】行气止痛，健脾消食。用于胸胁、脘腹胀痛，泻痢后重，食积不消，不思饮食。

# 川楝子

【**来源**】楝科植物川楝 *Melia toosendan* Sieb. et Zucc. 的干燥成熟果实。

【**产地**】主产于四川省。

【**植物形态**】落叶乔木，高达 10m。树皮灰褐色，小枝灰黄色。2 回羽状复叶互生。圆锥花序腋生，花瓣淡紫色。核果圆形或长圆形，黄色或栗棕色。见图 14-5。

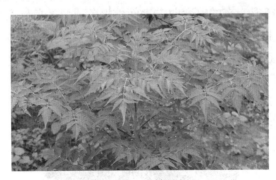

图 14-5　川楝植物

**辨识要点**：川楝乔木灰褐色，羽状复叶互生叶，圆锥花序在腋生。

【**炮制品种**】

1. 川楝子　除去杂质。用时捣碎。

2. 炒川楝子　取净川楝子，切厚片或碾碎，照清炒法炒至表面焦黄色。

【**药材及饮片特点**】

1. 川楝子　本品呈类球形。表面金黄色至棕黄色，微有光泽，具深棕色小点。顶端有花柱残痕，基部凹陷，有果梗痕。外果皮革质，与果肉间常成空隙，果肉松软，淡黄色，遇水润湿显黏性。果核球形或卵圆形，质坚硬，两端平截，每室含黑棕色长圆形的种子 1 粒。气特异，味酸、苦。见图 14-6。

**2.炒川楝子** 本品呈半球状、厚片或不规则的碎块，表面焦黄色，偶见焦斑。气焦香，味酸、苦。

**辨识要点：金黄色，类球形，深棕小点，气特异，味酸苦。**

【性味归经】苦，寒；有小毒。归肝、小肠、膀胱经。

【功效与主治】疏肝泄热，行气止痛，杀虫。用于肝郁化火，胸胁、脘腹胀痛，疝气疼痛，虫积腹痛。

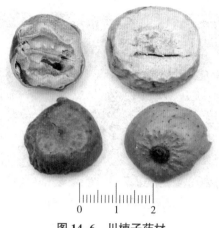

图 14-6 川楝子药材

# 香 附

【来源】莎草科植物莎草 *Cyperus rotundus* L. 的干燥根茎。

【产地】主产于山东、浙江、福建、湖南等地。

【炮制品种】

**1.香附** 除去毛须及杂质，碾碎或切薄片。

**2.醋香附** 取香附粒（片），照醋炙法炒干。

【药材及饮片特点】

**1.香附** 多呈纺锤形，有的略弯曲。表面棕褐色或黑褐色，有纵皱纹，并有 6 ～ 10 个略隆起的环节，节上有未除净的棕色毛须和须根断痕；去净毛须者较光滑，环节不明显。质硬，经蒸煮者断面黄棕色或红棕色，角质样；生晒者断面色白而显粉性，内皮层环纹明显，中柱色较深，点状维管束散在。气香，味微苦。见图 14-7。

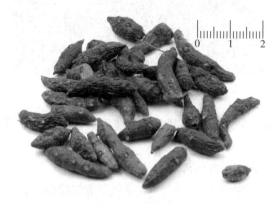

图 14-7 香附药材

**2.醋香附** 形如香附，表面黑褐色。微有醋香气，味微苦。

辨识要点：香附纺锤如枣核，棕黑褐色纵纹衣；蒸煮断面角质样，晒者色白环纹显。

【**性味归经**】辛、微苦、微甘，平。归肝、脾、三焦经。

【**功效与主治**】疏肝解郁，理气宽中，调经止痛。用于肝郁气滞，胸胁胀痛，疝气疼痛，乳房胀痛，脾胃气滞，脘腹痞闷，胀满疼痛，月经不调，经闭痛经。其中醋香附偏于疏肝止痛，主要用于肝郁气滞，胸胁胀痛，乳房胀痛，月经不调，经闭痛经等。

# 第十五章 消食药

## 山 楂

【来源】蔷薇科植物山里红 *Crataegus pinnatifida* Bge.var.*major* N.E.Br. 或山楂 *Crataegus pinnatifida* Bge. 的干燥成熟果实。

【产地】主产于山东、河北、河南、辽宁等省。

【植物形态】落叶乔木，高达 7m。小枝紫褐色，老枝灰褐色，枝有刺。叶片宽卵形或三角状卵形，稀菱状卵形，通常两侧各有 3～5 羽状深裂片，裂片卵状披针形或带形，边缘有尖锐稀疏不规则锯齿。伞房花序，花白色，萼筒钟状。梨果近球形，深红色，有灰白色斑点。见图 15-1。

辨识要点：落叶乔木枝有刺，宽卵叶片羽状裂，深红梨果灰白点。

【炮制品种】

**1. 净山楂**　除去杂质及脱落的核。

**2. 炒山楂**　取净山楂片放锅内，炒至浅棕黄色。

**3. 焦山楂**　取净山楂片放锅内，炒至表面焦褐色，内部黄褐色。

【药材及饮片特点】

**1. 净山楂**　本品呈圆形片，皱缩不平。外皮红色，具皱纹，有灰白小斑点。果肉深黄色至浅棕色。中部横切片具 5 粒浅黄色果核，但核多脱落而中空。有的片上可见短而细的果梗或花萼残迹。气微清香，味酸、微甜。见图 15-2。

辨识要点：山楂外皮为红色，遍布灰白小斑点，果肉深黄味酸甜。

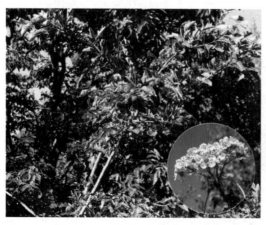

图 15-1　山里红植物（王海）

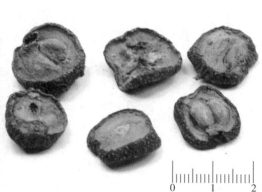

图 15-2　山楂药材

**2. 炒山楂**　形如山楂片，果肉黄褐色，偶见焦斑。气清香，味酸、微甜。

**3. 焦山楂**　形如山楂片，表面焦褐色，内部黄褐色。有焦香气。

【**性味归经**】酸、甘，微温。归脾、胃、肝经。

【**功效与主治**】消食健胃，行气散瘀，化浊降脂。用于肉食积滞，胃脘胀满，泻痢腹痛，瘀血经闭，产后瘀阻，心腹刺痛，胸痹心痛，疝气疼痛，高脂血症。其中生山楂、炒山楂偏于消食散瘀，焦山楂消食导滞作用增强，常用于治疗肉食积滞，泻痢不爽。

# 第十六章 驱虫药

## 苦楝皮

【来源】楝科植物川楝 *Melia toosendan* Sieb. et Zucc. 或楝 *Melia azedarach* L. 的干燥树皮和根皮。

【产地】川楝主产于四川、云南、贵州、甘肃等省。楝主产于山西、甘肃、山东、江苏等省。

【植物形态】落叶乔木，高达 10m。树皮灰褐色，小枝灰黄色。2 回羽状复叶互生。圆锥花序腋生，花瓣淡紫色。核果圆形或长圆形，黄色或栗棕色。

辨识要点：**苦楝乔木树根皮，羽状复叶叶互生，圆锥花序在腋生。**

【炮制品种】苦楝皮　除去杂质，粗皮，洗净，润透，切丝，干燥。

【药材及饮片特点】本品呈不规则的丝状。外表面灰棕色或灰褐色，除去粗皮者呈淡黄色。内表面类白色或淡黄色。切面纤维性，略呈层片状，易剥离。气微，味苦。见图 16-1。

辨识要点：**切面纤维性，层片易剥离。**

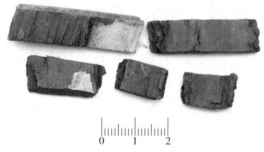

图 16-1　苦楝皮药材

【性味归经】苦，寒；有毒。归肝、脾、胃经。

【功效与主治】杀虫，疗癣。用于蛔虫病，蛲虫病，虫积腹痛；外治疥癣瘙痒。

## 槟　榔

【来源】为棕榈科植物槟榔 *Areca catechu* L. 的干燥成熟种子。

【产地】我国主产于广东、云南等地。国外以菲律宾、印度及印度尼西亚产量最多。

【炮制品种】

**1. 槟榔**　除去杂质，浸泡，润透，切薄片，阴干。

**2. 炒槟榔**　取槟榔片，照清炒法炒至微黄色。

**3. 焦槟榔**　取槟榔片，照清炒法炒至焦黄色。

【药材及饮片特点】

**1. 槟榔**　本品为类圆形薄片，表面淡黄棕色或淡红棕色，具稍凹下的网状沟纹，底部中心有圆形凹陷的珠孔，其旁有一明显疤痕状种脐。质坚硬，不易破碎，断面可见棕色种皮与白色胚乳相间的大理石样花纹。气微，味涩、微苦。见图 16-2。

**辨识要点：槟榔类圆味苦涩，切面大理石花纹。**

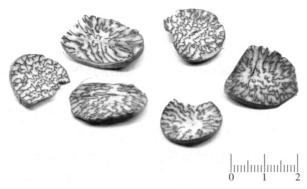

**图 16-2　槟榔药材**

**2. 炒槟榔**　本品形如槟榔片，表面微黄色，可见大理石样花纹。

**3. 焦槟榔**　本品呈类圆形薄片，表面焦黄色，可见大理石样花纹。质脆，易碎。气微，味涩、微苦。

【性味归经】苦、辛，温。归胃、大肠经。

【功效与主治】杀虫，消积，行气，利水，截疟。用于绦虫、蛔虫、姜片虫病，虫积腹痛，积滞泻痢，里急后重，水肿脚气，疟疾。其中生槟榔驱虫力强，炒槟榔驱虫力缓，焦槟榔功能消食导滞，用于食积不消，泻痢后重。

# 第十七章　止血药

## 第一节　凉血止血药

### 小　蓟

【来源】菊科植物刺儿菜 *Cirsium setosum*（Willd.）MB. 的干燥地上部分。

【产地】全国大部分地区均产。

【植物形态】多年生草本，具长匍匐根。茎直立，稍被蛛丝状绵毛。基生叶花期枯萎，茎生叶互生，长椭圆形或长圆状披针形，两面均被蛛丝状绵毛，全缘或有波状疏锯齿，齿端钝而有刺，边缘具黄褐色伏生倒刺状牙齿，先端尖或钝，基部狭窄或钝圆，无柄。头状花序单生长于茎顶或枝端，总苞钟状，苞片5裂，花冠紫红色。瘦果长椭圆形，无毛。见图17-1。

**辨识要点：菊科小蓟匍匐根，波状疏锯齿茎直立。**

【炮制品种】小蓟　除去杂质，洗净，稍润，切段，干燥。

【药材及饮片特点】本品呈不规则的段。茎呈圆柱形，表面灰绿色或带紫色，具纵棱和白色柔毛。切面中空。叶片多皱缩或破碎，叶齿尖具针刺；两面均具白色柔毛。头状花序，总苞钟状，花紫红色。气微，味苦。见图17-2。

**辨识要点：圆柱茎具纵棱，叶齿尖具针刺，两面均具白柔毛。**

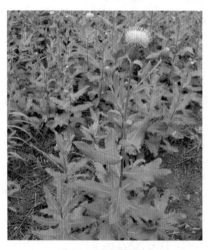

图 17-1　小蓟植物

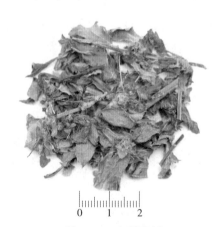

图 17-2　小蓟药材

【性味归经】甘、苦，凉。归心、肝经。

【功效与主治】凉血止血，散瘀解毒消痈。用于衄血，吐血，尿血，血淋，便血，崩漏，外伤出血，痈肿疮毒。

# 地　榆

【来源】蔷薇科植物地榆 *Sanguisorba officinalis* L. 或长叶地榆 *Sanguisorba officinalis* L. var. *longifolia*（Bert.）Yü et Li 的干燥根。

【产地】主产于黑龙江、吉林、辽宁等省；长叶地榆主产于安徽、浙江、江苏等省。

【植物形态】多年生草本，高 50 ～ 100cm，茎直立，有细棱。奇数羽状复叶，基生叶丛生，具长柄，小叶通常 4 ～ 9 对，小叶片卵圆形或长卵圆形，边缘具尖锐的粗锯齿，小叶柄基部常有小托叶。茎生叶有短柄，托叶抱茎，镰刀状，有齿。花小，暗紫红色，密集成长椭圆形穗状花序。瘦果暗棕色，被细毛。见图 17-3。

辨识要点：蔷薇地榆茎直立，羽状复叶有托叶。

【炮制品种】

1. 地榆　除去杂质；未切片者，洗净，除去残茎，润透，切厚片，干燥。

2. 地榆炭　取净地榆片，照炒炭法炒至表面焦黑色、内部棕褐色。

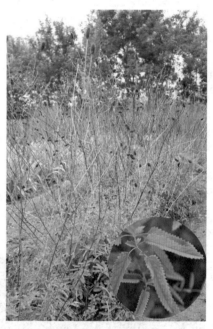

图 17-3　地榆植物

【药材及饮片特点】

1. 地榆　本品呈不规则类圆形片或斜片，外表皮灰褐色、棕褐色或暗紫色，粗糙，有纵皱纹、横裂纹及支根痕。切面较平坦，粉红色、淡黄色或黄棕色，木部黄色或黄褐色，略呈放射状排列，或皮部有众多的黄白色至黄棕色绵状纤维。无臭，味微苦涩。见图 17-4。

辨识要点：地榆外皮灰褐色，木部放射味苦涩。

2. 地榆炭　本品形如地榆片，表面焦黑色，内部棕褐色。具有焦香气，味微苦涩。

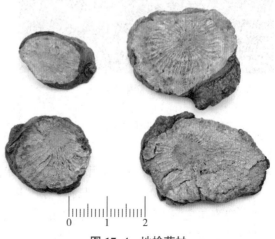

图 17-4　地榆药材

【性味归经】苦、酸、涩，微寒。归肝、大肠经。

【功效与主治】凉血止血，解毒敛疮。用于便血，痔血，血痢，崩漏，水火烫伤，痈肿疮毒。其中地榆炭多用于止血，治疗各种出血证；生地榆多用于解毒敛疮，外用治疗水火烫伤，痈肿疮毒。

# 侧柏叶

【来源】柏科植物侧柏 *Platycladus orientalis*（L.）Franco 的干燥枝梢及叶。

【产地】全国大部分地区均产。

【植物形态】常绿小乔木，树皮薄，淡红褐色，常易条状剥落。树枝向上伸展，小枝扁平，排成一平面，直展。叶鳞形、质厚，紧贴在小枝上交互对生，正面的一对通常扁平。球果卵状椭圆形，嫩时蓝绿色，肉质，被白粉，熟后深褐色，木质。见图 17-5。

辨识要点：乔木侧柏树皮薄，鳞形质厚叶扁平。小枝扁平成平面，球果卵状椭圆形。

【炮制品种】

1. 侧柏叶　除去硬梗及杂质。

2. 侧柏炭　取净侧柏叶，照炒炭法炒至表面黑褐色，内部焦黄色。

【药材及饮片特点】

1. 侧柏叶　本品多分枝，小枝扁平。叶细小鳞片状，交互对生，贴伏于枝上，深绿色或黄绿色。质脆，易折断。气清香，味苦涩、微辛。见图 17-6。

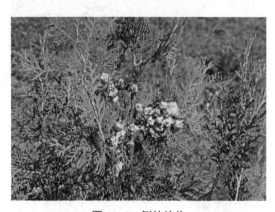

图 17-5　侧柏植物

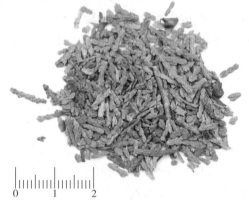

图 17-6　侧柏叶药材

2. 侧柏炭　本品形如侧柏叶，表面黑褐色。质脆，易折断，断面焦黄色。气香，味微苦涩。

辨识要点：扁平枝，鳞片叶，气清香，味苦涩。

【性味归经】苦、涩，寒。归肺、肝、脾经。

【功效与主治】凉血止血，化痰止咳，生发乌发。用于吐血，衄血，咯血，便血，崩漏下血，肺热咳嗽，血热脱发，须发早白。

# 第二节　化瘀止血药

## 三　七

【来源】五加科植物三七 *Panax notoginseng*（Burk.）F.H. Chen 的干燥根和根茎。

【产地】主产于云南、广西等地。

【炮制品种】三七粉　取三七，洗净，干燥，碾细粉。

【药材及饮片特点】

**1. 三七**　为主根，呈类圆锥形或圆柱形。表面灰褐色或灰黄色，有断续的纵皱纹和支根痕。顶端有茎痕，周围有瘤状凸起。体重，质坚实。气微，味苦回甜。见图 17-7。

辨识要点：**铜皮、铁骨、狮子头。**

**2. 筋条**　为支根，呈圆锥形或圆柱形。

**3. 剪口**　为根茎，呈不规则的皱缩块状或条状，表面有数个明显的茎根及环纹，断面中心灰绿色或白色，边缘深绿色或灰色。

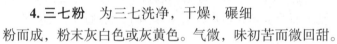

图 17-7　三七药材

**4. 三七粉**　为三七洗净，干燥，碾细粉而成，粉末灰白色或灰黄色。气微，味初苦而微回甜。

辨识要点：**铜皮铁骨质坚实，皮色灰褐疙瘩形，气微味苦微回甜。**

【性味归经】甘、微苦，温。入肝、胃经。

【功效与主治】化瘀止血，消肿定痛。用于咯血，吐血，衄血，便血，崩漏，外伤出血，胸腹刺痛，跌扑肿痛。

## 茜　草

【来源】茜草科植物茜草 *Rubia cordifolia* L. 的干燥根及根茎。

【产地】主产于陕西、山西、河南等省。

【植物形态】多年生攀缘草本。根细长，丛生长于根茎上，茎四棱形，棱及叶柄上有倒刺。叶 4 片轮生，叶片卵形或卵状披针形。聚伞花序顶生或腋生，排成圆锥状，花冠辐射状。浆果球形，熟时紫黑色。见图 17-8。

辨识要点：**攀缘草本细长根，棱及叶柄倒刺生，4 片卵形呈轮生，聚伞花序顶腋生。**

【炮制品种】

**1. 茜草**　除去杂质，洗净，润透，切厚片或段，干燥。

**2. 茜草炭**　取茜草片或段，照炒炭法炒至表面焦黑色。

**【药材及饮片特点】**

**1. 茜草**　本品呈不规则的厚片或段。根呈圆柱形，外表皮红棕色或棕色，具细纵皱纹及少数细根痕；皮部脱落处呈黄红色。切面平坦皮部狭窄，紫红色，木部宽广，浅黄红色，导管孔多数。无臭，味微苦，久嚼刺舌。见图17-9。

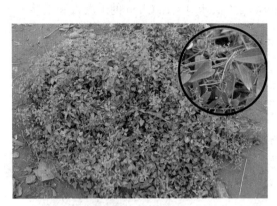
图17-8　茜草植物

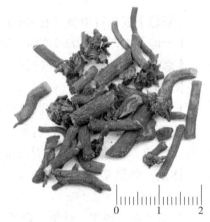
图17-9　茜草药材

**辨识要点：茜草表皮红棕色，切面皮窄色紫红，木宽黄红导管多。**

**2. 茜草炭**　本品形如茜草片或段，表面黑褐色，内部棕褐色，气微，味苦、涩。

**【性味归经】**苦，寒。归肝经。

**【功效与主治】**凉血，祛瘀，止血，通经。用于吐血，衄血，崩漏，外伤出血，瘀阻经闭，关节痹痛，跌扑肿痛。其中茜草炭多止血用，茜草多用于活血通经，治疗瘀阻经闭，关节痹通。

# 第三节　收敛止血药

## 白　及

**【来源】**兰科植物白及 *Bletilla striata*（Thunb.）Reichb. f. 的干燥块茎。夏、秋二季采挖，除去须根，洗净，晒干，生用。

**【炮制品种】**白及　洗净，润透，切薄片，晒干。

**【药材及饮片特点】**

**1. 白及**　呈不规则扁圆形，多有2～3个爪状分枝。表面灰白色或黄白色，有数圈同心环节和棕色点状须根，上面有突起的茎痕，下面有连接另一块茎的痕迹。质坚硬，不易折断，断面类白色，角质样。气微，味苦，嚼之有黏性。见图17-10。

**辨识要点：白及鹰爪形，头部显环纹，性黏透明样。**

**2. 白及片**　呈不规则的薄片。外表皮灰白色或黄白色。切面类白色，角质样，半透明，维管束小点状，散生。质脆，气微，味苦，嚼之有黏性。

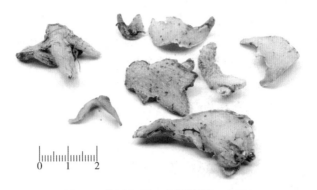

图 17-10　白及药材

【性味归经】苦、甘、涩，微寒。归肺、肝、胃经。

【功效与主治】收敛止血，消肿生肌。用于咯血、吐血、外伤出血、疮疡肿毒、皮肤皲裂。

# 仙鹤草

【来源】蔷薇科植物龙牙草 *Agrimonia pilosa* Ledeb. 的干燥地上部分。

【产地】主产于浙江、江苏、湖北等省。

【植物形态】多年生草本，高 30～50cm，全株具白色长毛。根茎横走，圆柱形，秋末自先端生一圆锥形向上弯曲的白色冬芽。茎直立，单数羽状复叶互生，小叶大小不等，间隔排列，卵圆形至倒卵形，托叶卵形，叶缘齿裂。穗状花序顶生或腋生，花小，黄色，萼筒外面有槽并有毛，顶端生一圈钩状刺毛。瘦果倒圆锥形。见图 17-11。

**辨识要点：蔷薇科根茎横走，羽状复叶单互生，托叶卵形穗状花。**

【炮制品种】仙鹤草　除去残根及杂质，洗净，稍润，切段，干燥。

【药材及饮片特点】本品为不规则的段。茎多数方柱形，有纵沟和棱线，有节。切面中空。叶多破碎，暗绿色，边缘有锯齿；托叶抱茎。有时可见黄色花或带钩刺的果实。气微，味微苦。见图 17-12。

**辨识要点：仙鹤草茎方柱形，纵沟棱线还有节，叶暗绿色见黄花。**

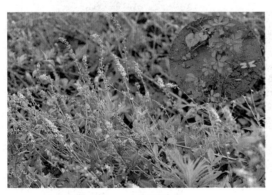

图 17-11　仙鹤草植物

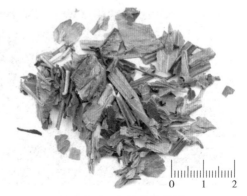

图 17-12　仙鹤草药材

【**性味归经**】苦、涩，平。归心、肝经。

【**功效与主治**】收敛止血，截疟，止痢，解毒，补虚。用于咯血，吐血，崩漏下血，疟疾，血痢，痈肿疮毒，阴痒带下，脱力劳伤。

# 第四节 温经止血药

## 艾 叶

【**来源**】菊科植物艾 *Artemisia argyi* Lévl. et Vant. 的干燥叶。

【**产地**】主产于山东、安徽、湖北、河北等省。传统以湖北蕲州产者为佳。

【**植物形态**】多年生草本，高 45～120cm。茎具明显棱条，上部分枝，被白色短绵毛。单叶，互生，茎中部叶卵状三角形或椭圆形，有柄，羽状深裂，两侧 2 对裂片椭圆形至椭圆状披针形，中间又常 3 裂，裂片边缘均具锯齿，上面暗绿色，密布小腺点，稀被白色柔毛，下面灰绿色，密被白色绒毛。茎顶部叶全缘或 3 裂。头状花序排列成复总状，筒状小花带红色。瘦果长圆形。见图 17-13。

辨识要点：**菊科艾叶茎具棱，单叶互生羽状裂，叶背密被白绒毛。**

【**炮制品种**】

**1. 艾叶** 除去杂质及梗，筛去灰屑。

**2. 醋艾炭（艾叶炭）** 取净艾叶，在锅内炒至大部分成焦黑色，喷米醋，拌匀后取出稍筛；也可喷洒清水扑灭火星，取出晾干，防止复燃。每 100kg 艾叶用醋 15kg。

【**药材及饮片特点**】

**1. 艾叶** 本品多皱缩、破碎，有短柄。完整叶片展平后呈卵状椭圆形，羽状深裂，裂片椭圆状披针形，边缘有不规则的粗锯齿，上表面灰绿色或深黄绿色，有稀疏的柔毛及腺点；下表面密生灰白色绒毛。质柔软。气清香，味苦。见图 17-14。

辨识要点：**艾叶卵状椭圆形，羽状深裂密生毛，揉之成绒质柔软。**

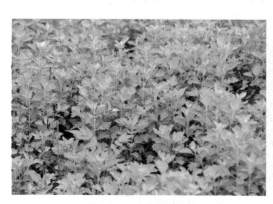

图 17-13 艾蒿植物

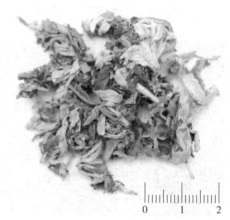

图 17-14 艾叶药材

**2. 醋艾炭** 本品为不规则的碎片，表面黑褐色，有细条状叶柄。具有醋香气。

【**性味归经**】辛、苦，温；有小毒。归肝、脾、肾经。

【**功效与主治**】温经止血，散寒止痛，调经，安胎，外用祛湿止痒。用于吐血，衄血，崩漏，月经过多，胎漏下血，少腹冷痛，经寒不调，宫冷不孕；外治皮肤瘙痒。其中醋艾炭偏于温经止血，常用于治疗虚寒性出血。

# 第十八章　活血化瘀药

## 第一节　活血止痛药

### 川　芎

【来源】伞形科植物川芎 *Ligusticum chuanxiong* Hort. 的干燥根茎。

【产地】主产于四川。

【炮制品种】川芎　除去杂质，分开大小，略泡，洗净，润透，切薄片，干燥。

【药材及饮片特点】本品为不规则的厚片。外表皮黄褐色，粗糙皱缩，切面黄白色或灰黄色，具有明显波状环纹或多角形纹理，散有黄棕色的油室。气浓香，味苦、辛。稍有麻舌感，微回甜。见图 18-1。

辨识要点：川芎形为蝴蝶片，黄棕油点气浓香。

【性味归经】辛，温。归肝、胆、心包经。

【功效与主治】活血行气，祛风止痛。用于月经不调，经闭痛经，症瘕腹痛，胸胁刺痛，跌扑肿痛，头痛，风湿痹痛。

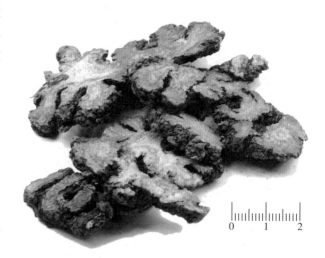

图 18-1　川芎药材

### 延胡索

【来源】罂粟科多年生草本植物延胡索 *Corydalis yanhusuo* W. T. Wang 的干燥块茎。

【产地】主产于浙江。

【炮制品种】

**1. 延胡索**　除去杂质，洗净，干燥，切厚片或用时捣碎。

**2. 醋延胡索**　取净延胡索，照醋炙法炒干，或照醋煮法煮至醋吸尽，切厚片或用时捣碎（每 100kg 延胡索用醋 20kg）。

**【药材及饮片特点】**

**1. 延胡索**　本品呈不规则的圆形厚片。外表皮黄色或黄褐色，有不规则网状皱纹。切面黄色，角质样，有蜡样光泽。气微，味苦。见图 18-2。

**辨识要点：** 元胡（延胡索）外皮网状纹，切面角质蜡光泽。

**2. 醋延胡索**　本品形如延胡索，表面和切面黄褐色，质较硬，微具醋香气。

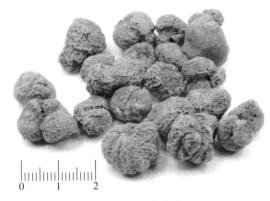

图 18-2　延胡索药材

**【性味归经】** 辛、苦，温。归肝、脾、心经。

**【功效与主治】** 活血，行气，止痛。用于胸胁、脘腹疼痛，经闭痛经，产后瘀阻，跌扑肿痛。其中醋延胡索止痛作用增强。

# 郁　金

**【来源】** 姜科植物温郁金 *Curcuma wenyujin* Y. H. Chen et C. Ling、姜黄 *Curcuma longa* L.、广西莪术 *Curcuma kwangsiensis* S. G. Lee et C. F. Liang 或蓬莪术 *Curcuma phaeocaulis* Val. 的干燥块根。

**【产地】** 主产于四川、浙江、广西、云南。

**【炮制品种】** 郁金　洗净，润透，切薄片，干燥；或洗净，干燥，打碎。

**【药材及饮片特点】** 本品呈椭圆形或长条形薄片。外表皮灰黄色、灰褐色至灰棕色，具不规则的纵皱纹，纵纹隆起处色较浅。切面灰棕色、橙黄色至灰黑色，角质样；内皮层环明显。气微香，味微苦。见图 18-3。

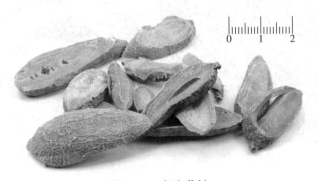

图 18-3　郁金药材

**辨识要点：** 郁金切面角质样，内皮环层较明显。

**【性味归经】** 辛、苦，寒。归肝、胆、心、肺经。

【功效与主治】活血止痛，行气解郁，清心凉血，利胆退黄。用于经闭痛经，胸腹胀痛、刺痛，热病神昏，癫痫发狂，黄疸尿赤。

# 第二节 活血调经药

## 丹 参

【来源】唇形科植物丹参 *Salvia miltiorrhiza* Bge. 的干燥根及根茎。

【产地】主产于安徽、江苏、山东、四川等省。

【植物形态】多年生草本，高 30 ~ 80cm，全株密被柔毛。根呈圆柱形，有分枝，砖红色。茎方形，多分枝。奇数羽状复叶，小叶 3 ~ 7 对，顶端小叶较大，小叶呈卵形，边缘具锯齿。轮伞花序集成多轮顶生或腋生的总状花序。花紫色，花萼钟形。见图 18-4。

辨识要点：唇形丹参茎方形，羽状复叶紫色花。

【炮制品种】

**1. 丹参** 除去杂质及残茎，洗净，润透，切厚片，干燥。

**2. 酒丹参** 取丹参片，照酒炙法炒干。

【药材及饮片特点】

**1. 丹参** 本品呈类圆形或椭圆形厚片。外表皮棕红色或暗棕红色，粗糙，具纵皱纹，外皮紧贴不易剥落。切面疏松，有裂隙或略平整而致密，有的略呈角质样。皮部棕红色，木部灰黄色或紫褐色，导管束黄白色，呈放射状排列。气微，味微苦涩。见图 18-5。

辨识要点：丹参根为红棕色，木部导管黄白色。

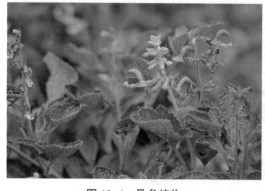

图 18-4 丹参植物

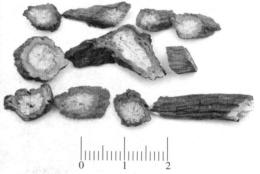

图 18-5 丹参药材

**2. 酒丹参** 本品形如丹参片，表面红褐色，略具酒香气。

【性味归经】苦，微寒。归心、肝经。

【功效与主治】活血祛瘀，通经止痛，清心除烦，凉血消痈。用于胸痹心痛，脘腹胁痛，癥瘕积聚，热痹疼痛，心烦不眠，月经不调，痛经经闭，疮疡肿痛。其中活血化瘀宜用酒丹参。

# 红 花

【来源】菊科植物红花 *Carthamus tinctorius* L. 的干燥花。

【产地】主产于河南、新疆、四川。

【炮制品种】红花　取原药材，除去杂质，筛去灰屑。

【药材及饮片特点】本品为不带子房的管状花。表面红黄色或红色。花冠筒细长，先端5裂，裂片呈狭条。雄蕊5，花药聚合成筒状，黄白色；柱头长圆柱形，顶端微分叉。质柔软。气微香，味微苦。见图18-6。

**辨识要点：红花色红为管状，质地柔软气微香。**

【性味归经】辛，温。归肝、心经。

【功效与主治】活血通经，散瘀止痛。用于经闭，痛经，恶露不行，症瘕痞块，跌扑损伤，疮疡肿痛。

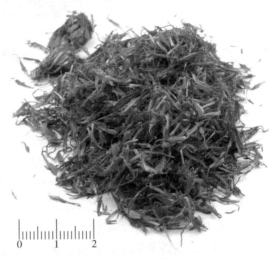

图 18-6　红花药材

# 桃 仁

【来源】蔷薇科植物桃 *Prunus persica*（L.）Batsch 或山桃 *Prunus davidiana*（Carr.）Franch. 的干燥成熟种子。

【炮制品种】

**1. 桃仁**　除去杂质。用时捣碎。

**2. 焯桃仁**　取净桃仁，照焯法去皮。用时捣碎。

**3. 炒桃仁**　取焯桃仁，照清炒法炒至黄色。用时捣碎。

【药材及饮片特点】

**1. 桃仁**　呈扁长卵形，表面黄棕色至红棕色，密布颗粒状突起。端尖，中部膨大，另端钝圆稍偏斜，边缘较薄。尖端侧有短线形种脐，圆端有颜色略深不甚明显的合点，自合点处散出多数纵向维管束。种皮薄，子叶2，类白色，富油性。气微，味微苦。见图18-7。

**2. 山桃仁**　呈类卵圆形，较小而肥厚。

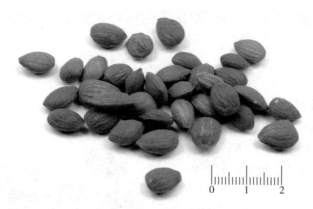

图 18-7 桃仁药材

**3. 焯桃仁** 呈扁长卵形，表面浅黄白色，一端尖，中部膨大，另端钝圆稍偏斜，边缘较薄。子叶 2，富油性。气微香，味微苦。

**4. 焯山桃仁** 呈类卵圆形，较小而肥厚。

**5. 炒桃仁** 呈扁长卵形，表面黄色至棕黄色，可见焦斑。一端尖，中部膨大，另端钝圆稍偏斜，边缘较薄。子叶 2，富油性。气微香，味微苦。

**6. 炒山桃仁** 2 枚子叶多分离，完整者呈类卵圆形，较小而肥厚。

**辨识要点：黄棕长卵形，密布小颗粒，钝圆稍偏斜，油性味微苦。**

【性味归经】苦、甘，平。归心、肝、大肠经。

【功效与主治】活血祛瘀，润肠通便，止咳平喘。用于经闭痛经，癥瘕痞块，肺痈肠痈，跌扑损伤，肠燥便秘，咳嗽气喘。

# 益母草

【来源】唇形科植物益母草 *Leonurus ja ponicus* Houtt. 的新鲜或干燥地上部分。

【产地】全国大部分地区均产。

【植物形态】一年生或二年生草本，高 60 ～ 120cm。茎直立，四棱形，微被毛。叶对生，一年生植物基生叶具长柄，叶片略圆形，5-9 浅裂，基部心形。茎中部叶有短柄，掌状 3 深裂。花序上的叶呈羽状深裂或浅裂成 3 片，裂片全缘或具少数锯齿。上面绿色，被粗伏毛，下面淡绿色，被柔毛及腺点。轮伞花序腋生，具花 8 ～ 15 朵，花萼钟形，花冠唇形，淡红色或紫色。小坚果三棱形。见图 18-8。

**辨识要点：唇形坤草茎四棱，轮伞花序叶对生。**

【炮制品种】

**1. 鲜益母草** 除去杂质，迅速洗净。

**2. 干益母草** 除去杂质，迅速洗净，润透，切段，干燥。

【药材及饮片特点】

**1. 鲜益母草** 幼苗期无茎，基生叶圆心形，边缘 5 ～ 9 浅裂，每裂片有 2 ～ 3 钝齿。花前期茎呈方柱形，上部多分枝，四面凹下成纵沟；表面青绿色；质鲜嫩，断面中部有髓。叶交互对生，有柄；叶片青绿色，质鲜嫩，揉之有汁；下部茎生叶掌状 3 裂，上部叶羽状深裂或浅裂成 3 片，裂片全缘或具少数锯齿。气微，味微苦。

**2. 干益母草** 本品呈不规则的段，茎方形，四面凹下成纵沟，灰绿色或黄绿色。切面中部有白髓。叶片灰绿色，多皱缩、破碎。轮伞花序腋生，花黄棕色，花萼筒状，花冠二唇形。气微，味微苦。见图 18-9。

**辨识要点：益母草，茎方形，四面沟，灰绿色，有白髓。**

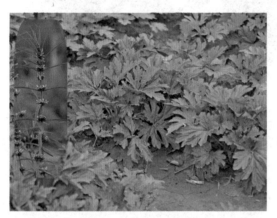

图 18-8　益母草植物

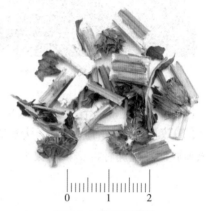

图 18-9 益母草药材

【**性味归经**】苦、辛，微寒。归肝、心包、膀胱经。

【**功效与主治**】活血调经，利尿消肿，清热解毒。用于月经不调，痛经经闭，恶露不尽，水肿尿少，疮疡肿毒。

# 泽 兰

【**来源**】唇形科植物毛叶地瓜儿苗 *Lycopus lucidus* Turcz.var. *hirtus* Regel 的干燥地上部分。

【**产地**】全国大部分地区均产。

【**植物形态**】多年生草本，高 60 ~ 170cm。根茎横走，节上密生须根，先端肥大呈圆柱形，茎通常单一，少分枝，无毛或在节上疏生小硬毛。叶交互相对，长圆状披针形，先端渐尖，基部渐狭，边缘具锐尖粗牙齿状锯齿，亮绿色，两面无毛，下面密生腺点，无叶柄或短柄。轮伞花序腋生，花小，花冠白色。小坚果倒卵圆状四边形，褐色。见图 18-10。

**辨识要点：泽兰交互对生叶，边缘锯齿花腋生。**

【**炮制品种**】泽兰　除去杂质，略洗，润透，切段，干燥。

【**药材及饮片特点**】本品呈不规则的段。茎方柱形，四面均有浅纵沟，表面黄绿色或带紫色，节处紫色明显，有白色茸毛。切面黄白色，中空。叶多破碎，展平后呈披针形或长圆形，边缘有锯齿。有时可见轮伞花序。气微，味淡。见图 18-11。

**辨识要点：方柱茎浅纵沟，切面黄白髓中空。**

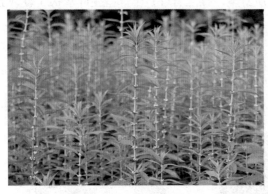

图 18-10 泽兰植物

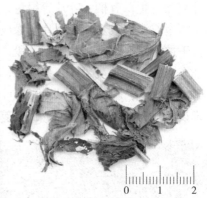

图 18-11 泽兰药材

【性味归经】苦、辛，微温。归肝、脾经。

【功效与主治】活血调经，祛瘀消痈，利水消肿。用于月经不调，经闭，痛经，产后瘀血腹痛，疮痈肿毒，水肿腹水。

# 牛　膝

【来源】苋科植物牛膝 *Achyranthes bidentata* Bl. 的干燥根。

【产地】主产于河南武陟、沁阳等地。河北、山西、山东、江苏等省亦产。

【植物形态】多年生草本，根细长。茎四棱形，节略膨大。叶对生，叶片椭圆形或椭圆状披针形，全缘，两面被柔毛。穗状花序腋生或顶生，花向下折贴近总花梗。胞果长圆形，果皮薄。见图 18-12。

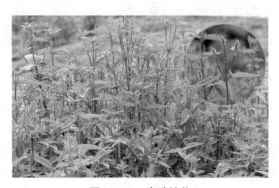

图 18-12　牛膝植物

辨识要点：苋科牛膝茎四棱，节略膨大叶对生。

【炮制品种】

**1. 牛膝**　除去杂质，洗净，润透，除去残留芦头，切段，干燥。

**2. 酒牛膝**　取净牛膝段，放锅内炒热，喷洒黄酒，炒至微干，取出放凉（每 100kg 牛膝段用黄酒 10kg）。

【药材及饮片特点】

**1.牛膝** 本品呈圆柱形的段。外表皮灰黄色或淡棕色，有略扭曲而细微的纵皱纹、横长皮孔。质硬而脆，易折断，受潮则变柔软，切面平坦，黄棕色，微呈角质样而油润，中心维管束木部较大，黄白色，其外围散有多数点状的维管束，排列成2～4轮。气微，味微甜而稍苦涩。见图18–13。

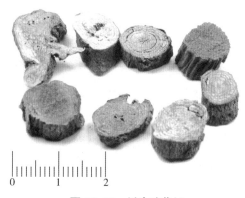

**图18–13 川牛膝药材**

辨识要点：牛膝外皮灰黄色，切面角质而油润，2至4轮维管束。

**2.酒牛膝** 本品形如牛膝段，表面色略深，偶见焦斑，微有酒香气。

【性味归经】苦、甘、酸，平。归肝、肾经。

【功效与主治】逐瘀通经，补肝肾，强筋骨，利尿通淋，引血下行。用于经闭，痛经，腰膝酸痛，筋骨无力，淋证，水肿，头痛，眩晕，牙痛，口疮，吐血，衄血。其中活血通经，利尿通淋，引血下行宜用生牛膝；补肝肾，强筋骨宜用酒牛膝。

# 第十九章 化痰止咳平喘药

## 第一节 温化寒痰药

### 半 夏

【来源】天南星科植物半夏 *Pinellia ternate*（Thunb.）Breit. 的干燥块茎。

【产地】主产于四川、湖北、河南、贵州等省。

【植物形态】多年生草本，高 15 ~ 30cm。块茎球形，幼时单叶，2 ~ 3 年后为三出复叶；叶柄长达 20cm，近基部内侧和复叶基部生有珠芽。叶片卵状椭圆形，稀披针形，中间一片较大，全缘。花单性同株，肉穗花序，花序下部为雌花，贴生于佛焰苞。花序先端延伸呈鼠尾状附属物，伸出佛焰苞外。浆果卵状椭圆形。见图 19-1。

**辨识要点：球形块茎三出叶，基部珠芽佛焰苞。**

【炮制品种】

**1.清半夏** 取净半夏，大小分开，用 8% 白矾溶液浸泡至内无干心，口尝微有麻舌感，取出，洗净，切厚片，干燥。每 100kg 半夏用白矾 20kg。本品为椭圆形、类圆形或不规则片状，切面淡灰色至灰白色，可见灰白色点状或短线状维管束迹，有的残留栓皮处下方显淡紫红色斑纹。质脆，易折断，断面略呈角质样。气微，味微涩、微有麻舌感。

**2.姜半夏** 取净半夏，大小分开，用水浸泡至内无干心时；另取生姜切片煎汤，加白矾与半夏共煮透，取出，晾至半干，切薄片，干燥。每 100kg 半夏用生姜 25kg，白矾 12.5kg。本品为片状、不规则颗粒状或类球形。表面棕色至棕褐色。质硬脆，断面淡黄棕色，常具角质样光泽。气微香，味淡、微有麻舌感，嚼之略粘牙。

**3.法半夏** 取半夏，大小分开，用水浸泡至内无干心，取出；另取甘草适量，加水煎煮二次，

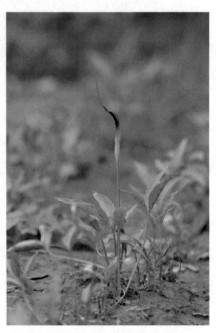

图 19-1 半夏植物

合并煎液，倒入用适量水制成的石灰液中，搅匀，加入上述已浸透的半夏，浸泡，每日搅拌 1～2 次，并保持浸液 pH 值 12 以上，至剖面黄色均匀，口尝微有麻舌感时，取出，洗净，阴干或烘干，即得。每 100kg 净半夏用甘草 15kg，生石灰 10kg。

**【药材及饮片特点】**

**1. 生半夏** 呈类球形，有的稍偏斜，表面白色或浅黄色，顶端有凹陷的茎痕，周围密布麻点状根痕；下面钝圆，较光滑。质坚实，断面洁白，富粉性。气微，味辛辣、麻舌而刺喉。见图 19-2。

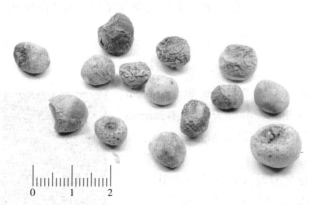

**图 19-2 半夏药材**

**2. 法半夏** 呈类球形或破碎成不规则颗粒状。表面淡黄白色、黄色或棕黄色。质较松脆或硬脆，断面黄色或淡黄色，颗粒者质稍硬脆。气微，味淡略甘、微有麻舌感。见图 19-3。

**3. 姜半夏** 呈片状、不规则 颗粒状或类球形。表面棕色至棕褐色。质硬脆，断面淡黄棕色，常具角质样光泽。气微香，味淡、微有麻舌感，嚼之略粘牙。见图 19-4。

**4. 清半夏** 呈椭圆形、类圆形或不规则的片。切面淡灰色至灰白色，可见灰白色点状或短线状维管束迹，有的残留栓皮，下方显淡紫红色斑纹。质脆，易折断，断面略呈角质样。气微，味微涩、微有麻舌感。

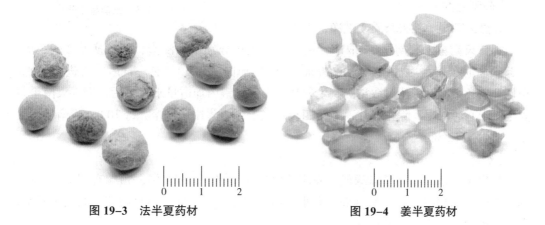

**图 19-3 法半夏药材**　　　　　　　**图 19-4 姜半夏药材**

辨识要点：半夏生品类球形，色白质坚味辛辣；法制半夏粉性足，色黄破碎成颗粒；姜制半夏棕褐色，角质光泽略粘牙；清半夏为灰色片，质脆易折味微涩；炮制不同效有别，临床应用当辨明。

【性味归经】辛，温；有毒。归脾、胃、肺经。

【功效与主治】燥湿化痰，降逆止呕，消痞散结。用于湿痰寒痰，咳喘痰多，痰饮眩悸，风痰眩晕，痰厥头痛，呕吐反胃，胸脘痞闷，梅核气；外治痈肿痰核。其中法半夏功能燥湿化痰。用于痰多咳喘，痰饮眩悸，风痰眩晕，痰厥头痛。姜半夏温中化痰，降逆止呕。用于痰饮呕吐，胃脘痞满。清半夏燥湿化痰，用于湿痰咳嗽，胃脘痞满，痰涎凝聚，咯吐不出。

# 天南星

【来源】天南星科植物天南星 *Arisaema erubescens*（Wall.）Schott、异叶天南星 *Arisaema heterophyllum* Bl. 或东北天南星 *Arisaema amurense* Maxim. 的干燥块茎。

【产地】天南星与异叶天南星产于全国大部分地区；东北天南星主产于东北及内蒙古、河北等省区。

【植物形态】株高 40～90cm。叶一枚基生，叶片放射状全裂，或鸟足状分裂，披针形至椭圆形，全缘，叶柄长，圆柱形，肉质，下部成鞘，具白色和散生紫色斑纹。总花梗比叶柄短，佛焰苞绿色，顶端具线形长尾尖，肉穗花序。浆果红色，状如玉米棒。见图 19-5。

辨识要点：一枚基生叶，放射状分裂，佛焰苞绿紫，肉穗花序长。

【炮制品种】

**1. 生天南星** 除去杂质，洗净，干燥。

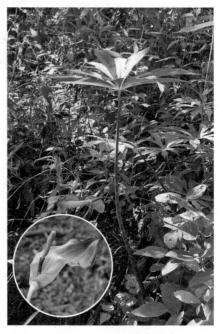

图 19-5 天南星植物

**2. 制天南星（姜南星）** 取净天南星，按大小分别用水浸泡，每日换水 2～3 次，如起白沫时，换水后加白矾（每 100kg 天南星加白矾 2kg），泡一日后，再进行换水，至切开口尝微有麻舌感时取出。将生姜片、白矾置锅内加适量水煮沸后，倒入天南星共煮至无干心时取出，除去姜片，晾至四至六成干，切薄片，干燥。每 100kg 天南星用生姜、白矾各 12.5kg。

【药材及饮片特点】

**1. 生天南星** 本品呈扁球形。表面类白色或淡棕色，较光滑，顶端有凹陷的茎痕，周围有麻点状根痕，有的块茎周边有小扁球状侧芽。质坚硬，不易破碎，断面不平坦，白色，粉性。气微辛，味麻辣。

**2. 制天南星**  本品呈类圆形或不规则薄片，黄色或淡棕色，质脆易碎，断面角质状。气微，味涩，微麻。见图 19-6。

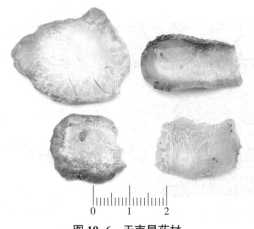

图 19-6  天南星药材

**辨识要点：天南星圆形薄片状，切面角质味微麻。**

【性味归经】苦、辛，温；有毒。归肺、肝、脾经。

【功效与主治】燥湿化痰，祛风止痉，散结消肿。用于顽痰咳嗽，风痰眩晕，中风痰壅，口眼㖞斜，半身不遂，癫痫，惊风，破伤风；外用治痈肿，蛇虫咬伤。

# 白附子

【来源】天南星科植物独角莲 *Typhonium giganteum* Engl. 的干燥块茎。

【产地】主产于河南、甘肃、湖北等省。

【植物形态】多年生草本，块茎卵圆形或卵状椭圆形。叶基生，1～4 片，戟状箭形，依生长年限大小不等。叶柄肉质，基部鞘状。花葶有紫斑，肉穗花序，有佛焰苞。浆果，熟时红色。见图 19-7。

**辨识要点：戟状箭形叶基生，叶柄肉质基鞘状，肉穗花序佛焰苞。**

【炮制品种】

**1. 生白附子**  除去杂质。

**2. 制白附子**  取净白附子，分开大小个，浸泡，每日换水 2～3 次，数日后如起黏沫，换水后加白矾（每 100kg 白附子用白矾 2kg），泡 1 日后再进行换水，至口尝微有麻舌感为度，取出。将生姜片、白矾粉置锅内加适量水，煮沸后，倒入白附子共煮至无白心，捞出，除去生姜片，晾至六七成干，切厚片，干燥。每 100kg 白附子用生姜、白矾各 12.5kg。

【药材及饮片特点】

**1. 生白附子**  本品呈椭圆形或卵圆形。表面白色至黄白色，略粗糙，有环纹及须根痕，顶端有茎痕或芽痕。质坚硬，断面白色，粉性。气微，味淡、麻辣刺舌。

**2. 制白附子**  本品为类圆形或椭圆形厚片，外表皮淡棕色，切面黄色，角质。味淡，微有麻舌感。见图 19-8。

辨识要点：**黄白卵圆略粗糙，质硬粉性麻舌感。**

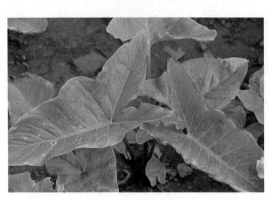

图 19-7　独角莲植物

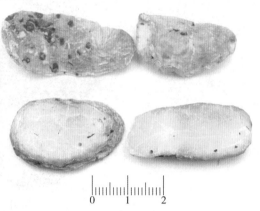

图 19-8　白附子药材

【**性味归经**】辛，温；有毒。归胃、肝经。

【**功效与主治**】祛风痰，定惊搐，解毒散结，止痛。用于中风痰壅，口眼㖞斜，语言謇涩，惊风癫痫，破伤风，痰厥头痛，偏正头痛，瘰疬痰核，毒蛇咬伤。

# 旋覆花

【**来源**】菊科植物旋覆花 *Inula japonica* Thunb. 或欧亚旋覆花 *Inula Britannica* L. 的干燥头状花序。

【**产地**】主产于河南、河北、江苏、浙江等省。

【**植物形态**】多年生草本，高 30 ～ 80cm。根状茎短，横走或斜升，具须根。茎单生或簇生，绿色或紫色，有细纵沟，被长伏毛。基部叶花期枯萎，中部叶长圆形或长圆状披针形，先端尖，基部渐狭，常有圆形半抱茎的小耳，无柄，全缘或有疏齿，上面具疏毛或近无毛。上部叶渐小，线状披针形。头状花序，舌状花黄色。瘦果圆柱形。见图 19-9。

辨识要点：**菊科旋覆半抱茎，头状花序黄色花。**

【**炮制品种**】

**1. 旋覆花**　除去梗、叶及杂质。

**2. 蜜旋覆花**　取净旋覆花，照蜜炙法炒至不粘手。

【**药材及饮片特点**】

**1. 旋覆花**　本品呈扁球形或类球形。总苞由多数苞片组成，呈覆瓦状排列，苞片披针形或条形，灰黄色；总苞基部有时残留花梗，苞片及花梗表面被白色茸毛，舌状花 1 列，黄色，多卷曲，常脱落，先端 3 齿裂；管状花多数，棕黄色，先端 5 齿裂；子房顶端有多数白色冠毛。有的可见椭圆形小瘦果。体轻，易散碎。气微，味微苦。见图 19-10。

**2. 蜜旋覆花**　本品形如旋覆花，深黄色。手捻稍粘手。具蜜香气，味甜。

**辨识要点：**灰黄色总苞，体轻易散碎。

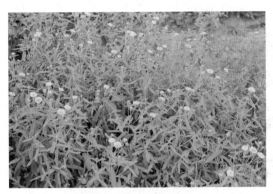

图 19-9　旋覆花植物

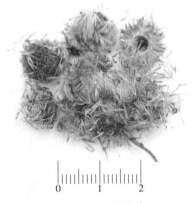

图 19-10　旋覆花药材

【**性味归经**】苦、辛、咸，微温。归肺、脾、胃、大肠经。

【**功效与主治**】降气，消痰，行水，止呕。用于风寒咳嗽，痰饮蓄结，胸膈痞闷，喘咳痰多，呕吐噫气，心下痞硬。

# 第二节　清化热痰药

## 川贝母

【**来源**】为百合科植物川贝母 *Fritillaria cirrhosa* D. Don、暗紫贝母 *Fritillaria unibracteata* Hsiao et K. C. Hsia、甘肃贝母 *Fritillaria przewalskii* Maxim.、梭砂贝母 *Fritillaria delavayi* Franch.、太白贝母 *Fritillaria taipaiensis* P. Y. Li 或瓦布贝母 *Fritillaria unibracteata* Hsiao et K. C. Hsiavar.*wabuensis* 的干燥鳞茎。按性状不同分别称为"松贝""青贝""炉贝"和"栽培品"。

【**产地**】主产于四川、青海、甘肃、云南、西藏。

【**炮制品种**】川贝母　除去杂质，洗净，润透，切厚片，干燥；或打成碎块。

【**药材及饮片特点**】

**1. 松贝**　呈类圆锥形或近球形，高 0.3 ~ 0.8cm，直径 0.3 ~ 0.9cm。表面类白色。外层鳞叶 2 瓣，大小悬殊，大瓣紧抱小瓣，未抱部分呈新月形，习称"怀中抱月"；顶部闭合，内有类圆柱形、顶端稍尖的心芽和小鳞叶 1 ~ 2 枚；质硬而脆，断面白色，富粉性。气微，味微苦。

**2. 青贝**　呈类扁球形，比松贝略大。外层鳞叶 2 瓣，大小相近，相对抱合，顶部开裂，内有心芽和小鳞叶 2 ~ 3 枚及细圆柱形的残茎。习称"观音合掌"。

**3. 炉贝**　呈长圆锥形，比青贝大。表面类白色或浅棕黄色，有的具棕色斑点。外层鳞叶 2 瓣，大小相近，顶部开裂而略尖，基部稍尖或较钝。见图 19-11。

**4. 栽培品**　呈类扁球形或短圆柱形，表面类白色或浅棕黄色，稍粗糙，有的具浅黄色斑点。外层鳞叶 2 瓣，大小相近，顶部多开裂而较平。

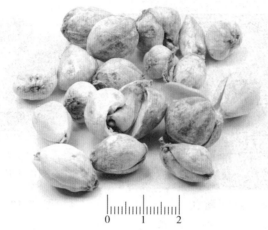

图 19-11　炉贝药材

辨识要点：川贝鳞叶有 2 瓣，品种繁多需明辨；松贝鳞叶大抱小，怀中抱月顶闭合；青贝鳞叶大小近，观音合掌顶开裂；炉贝表面棕斑点，顶部开裂头略尖；栽培品种黄斑点，顶部开裂头较平。

# 浙贝母

【来源】为百合科植物浙贝母 *Fritillaria thunbergii* Miq. 的鳞茎。大者除去芯芽，习称"大贝"；小者不去芯芽，习称"珠贝"。

【产地】原产于浙江象山，现主产于浙江鄞县。

【炮制品种】浙贝母　除去杂质，洗净，润透，切厚片，干燥；或打成碎块。

【药材及饮片特点】

**1. 大贝**　为鳞茎外层的单瓣鳞叶，略呈新月形，外表面类白色至淡黄色，内表面白色或淡棕色，被有白色粉末。质硬而脆，易折断，断面白色至黄白色，富粉性。气微，味微苦。见图 19-12。

**2. 珠贝**　为完整的鳞茎，呈扁圆形。表面类白色，外层鳞叶 2 瓣，肥厚，略似肾形，互相抱合。内有小鳞叶 2 ～ 3 枚和干缩的残茎。

辨识要点：元宝大贝单瓣叶，质硬易折味微苦；珠贝肾形叶两瓣，互相抱合呈扁圆。

**3. 浙贝片**　为鳞茎外层的单瓣鳞叶切成的片。椭圆形或类圆形，边缘表面淡黄色，切面平坦，粉白色。质脆，易

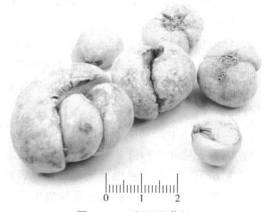

图 19-12　浙贝母药材

折断，断面粉白色，富粉性。

【性味归经】苦，寒。归肺、心经。

【功效与主治】清热化痰止咳，解毒散结消痈。用于风热咳嗽，痰火咳嗽，肺痈，乳痈，瘰疬，疮毒。

# 瓜　蒌

【来源】葫芦科植物栝楼 *Trichosanthes kirilowii* Maxim. 或双边栝楼 *Trichosanthes rosthornii* Harms 的干燥成熟果实。

【产地】栝楼主产于河南、山东、江苏、安徽等省；双边栝楼主产于四川省。

【植物形态】

**1. 栝楼**　多年生草质藤本，块根肥厚，外面淡棕黄色。叶互生，宽卵状心形或扁心形，通常为 3～5 浅裂至深裂，裂叶菱状倒卵形，边缘常再分裂，两面均稍被毛；卷须细长，有 2～3 分歧。花单性，萼片线性，全缘。花冠白色，5 深裂。果实圆形或长圆形，成熟后橘黄色，有光泽。种子扁平，卵状椭圆形，近边缘处有一圈棱线。

**2. 双边栝楼**　与栝楼相似，但叶片稍大，3～7 深裂。种子较大，极扁平，呈长方椭圆形，距边沿稍远处有一圈不甚整齐的明显棱线。

**辨识要点：瓜蒌属于葫芦科，果实球形橙黄色。**

【炮制品种】瓜蒌　除去梗及泥沙，压扁，切丝或切块。

【药材及饮片特点】本品呈不规则块状或丝。表面橙红色或橙黄色，皱缩或较光滑，内表面黄白色，有红黄色丝络，果瓤橙黄色，黏稠，与多数种子粘结成团。具焦糖气，味微酸、甜。见图 19-13。

**辨识要点：瓜蒌橙红丝块状，内面黄白多种子，气如焦糖味酸甜。**

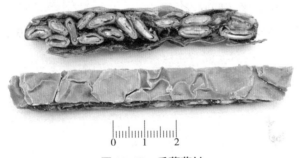

**图 19-13　瓜蒌药材**

【性味归经】甘、微苦，寒。归肺、胃、大肠经。

【功效与主治】清热涤痰，宽胸散结，润燥滑肠。用于肺热咳嗽，痰浊黄稠，胸痹心痛，结胸痞满，乳痈，肺痈，肠痈，大便秘结。

# 桔　梗

【来源】桔梗科植物桔梗 *Platycodon grandiflorum*（Jacq.）A.DC. 的干燥根。

【产地】全国大部分地区均产，以东北、华北产量较大，华东地区质量较好。

【植物形态】多年生草本，体内有白色乳汁，全株光滑无毛。根粗大，圆锥形或有分叉，外皮黄褐色。茎直立，有分枝。叶多为互生，少数对生，近无柄，叶片长卵形，边缘有锯齿。花大形，单生于茎顶或数朵成疏生的总状花序。花冠钟形，蓝紫色、蓝白色、白色、粉红色。蒴果卵形。见图 19-14。

**辨识要点：桔梗内有白乳汁，花冠钟形茎直立。**

【炮制品种】桔梗　除去杂质，洗净，润透，切厚片，干燥。

【药材及饮片特点】本品为斜椭圆形或不规则厚片，外皮多已除去或偶有残留。切面皮部类白色，较窄；形成层环纹明显，淡褐色；木部宽，有较多裂隙。气微，味微甜后苦。见图 19-15。

**辨识要点：桔梗切面类白色，形成层显木部宽，先甜后苦有裂隙。**

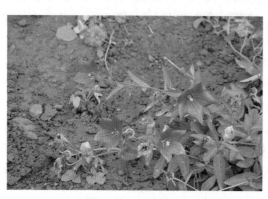

图 19-14　桔梗植物

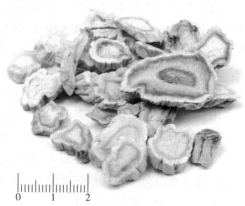

图 19-15　桔梗药材

【性味归经】苦、辛，平。归肺经。

【功效与主治】宣肺，祛痰，利咽，排脓。用于咳嗽痰多，胸闷不畅，咽痛音哑，肺痈吐脓。

# 第三节　止咳平喘药

## 苦杏仁

【来源】蔷薇科植物山杏 *Prunus armeniaca* L. var. *ansu* Maxim.、西伯利亚杏 *Prunus sibirica* L.、东北杏 *Prunus mandshurica*（Maxim.）Koehne 或杏 *Prunus armeniaca* L. 的干燥成熟种子。

【产地】山杏主产于辽宁、河北、内蒙古、山东等省区。西伯利亚杏主产于东北、华北地区。东北杏主产于东北各地。杏主产于东北、华北及西北等地区。

【植物形态】

**1. 山杏**　为乔木，高达 10m。叶互生，宽卵形或近圆形，先端渐尖，基部阔楔形或截形，叶缘有细锯齿；柄长。先叶开花，花单生于短枝顶，无柄，萼筒钟形，带暗红色，裂片比萼筒稍短，花后反折。花瓣白色或淡粉红色。核果近球形，果肉薄，种子味苦。

**2. 西伯利亚杏** 小乔木或灌木，叶卵形或近圆形，花小，果肉薄，质较干，种子味苦。

**3. 东北杏** 乔木，叶椭圆形或卵形，先端尾尖，基部圆形，边缘具粗而深的重锯齿，锯齿狭而向上弯曲。花梗长于萼筒，无毛。核边缘圆钝，种子味苦。

**4. 杏** 与山杏基本相似，唯叶较大，基部近心形或圆形，果较山杏为大，果肉厚，种子味甜或苦。

**辨识要点：杏仁本为蔷薇科，山杏乔木叶互生，先叶开花生枝顶，果实球形味苦涩。**

【炮制品种】

**1. 苦杏仁** 除去杂质，用时捣碎。

**2. 燀苦杏仁** 取净苦杏仁，照燀法去皮。用时捣碎。

**3. 炒苦杏仁** 取燀苦杏仁，照清炒法炒至黄色。用时捣碎。

【药材及饮片特点】

**1. 苦杏仁** 呈扁心形，表面黄棕色至深棕色，一端尖，另端钝圆，肥厚，左右不对称，尖端一侧有短线形种脐，圆端合点处向上具多数深棕色的脉纹。种皮薄，子叶2，乳白色，富油性。气微，味苦。见图19-16。

**2. 燀苦杏仁** 呈扁心形。表面乳白色或黄白色，一端尖，另端钝圆，肥厚，左右不对称，富油性。有特异的香气，味苦。

**3. 炒苦杏仁** 形如燀苦杏仁，表面黄色至棕黄色，微带焦斑。有香气，味苦。

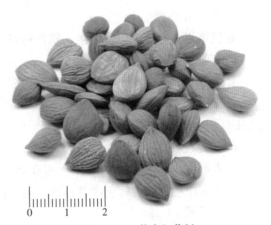

**图19-16 苦杏仁药材**

**辨识要点：扁心形，不对称，富油性，味道苦。**

【性味归经】苦，微温；有小毒。归肺、大肠经。

【功效与主治】降气止咳平喘，润肠通便。用于咳嗽气喘，胸满痰多，肠燥便秘。

【相似饮片鉴别】苦杏仁与桃仁

相同点：两药都是蔷薇科植物的干燥成熟种子。表面棕色，有不规则纵皱纹。尖端一侧有线痕（种脐），基部钝圆，自合点处分出多数脉纹。种仁两瓣，白色，富油性，味苦。

不同点：杏仁外形呈扁心脏形，味较苦，有杏仁特殊香气。而桃仁外形呈卵形，味微苦，气微。

# 百 部

【来源】百部科植物直立百部 *Stemona sessilifolia*（Miq.）Miq.、蔓生百部 *Stemona japonica*（Bl.）Miq. 或对叶百部 *Stemona tuberosa* Lour. 的干燥块根。

【产地】直立百部和蔓生百部均主产于安徽、江苏、浙江、湖北等省。对叶百部主产于湖北、广东、福建、四川等省。

【植物形态】

**1.直立百部**　多年生草本，高30～60cm。茎直立，不分枝，有纵纹。叶常3～4片轮生，偶有5片；卵形、卵状椭圆形至卵状披针形，叶脉通常5条，中间3条特别明显；有短柄或几无柄。花腋生，多数生长于近茎下部呈鳞片状的苞腋间。花梗细长，直立或斜向上。见图19-17。

**2.蔓生百部**　多年生攀缘草本，高60～90cm，全体平滑无毛。根肉质，通常作纺锤形，数个至数十个簇生。茎上部蔓状，具纵纹。叶通常4片轮生，卵形或卵状披针形，先端锐尖或渐尖，全缘或带微波状，基部圆形或宽楔形，偶为浅心形，叶脉5～9条，叶柄线形。花梗丝状。蒴果广卵形而扁。

**3.对叶百部**　多年生攀缘草本，叶常对生，基部浅心形，全缘或微波状，叶脉7～11条，花序梗生于叶腋。

辨识要点：茎直立，叶轮生，基部楔形，花腋生。

【炮制品种】

**1.百部**　除去杂质，洗净，润透，切厚片，干燥。

**2.蜜百部**　取百部片，照蜜炙法（通则0213）炒至不粘手。每100kg百部用炼蜜12.5kg。

【药材及饮片特点】

**1.百部**　本品呈不规则厚片或不规则条形斜片；表面灰白色、棕黄色，有深纵皱纹；切面灰白色、淡黄棕色或黄白色，角质样；皮部较厚，中柱扁缩质韧软。气微、味甘、苦。见图19-18。

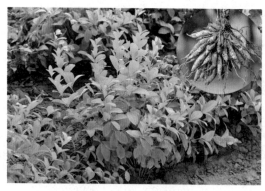

图 19-17　直立百部植物

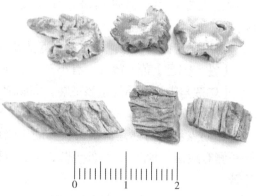

图 19-18　百部饮片

**2. 蜜百部**　本品形同百部片，表面棕黄色或褐棕色，略带焦斑，稍有黏性。味甜。

**辨识要点：不规则条形斜片，深纵皱纹角质样。**

【性味归经】甘、苦，微温。归肺经。

【功效与主治】润肺下气止咳，杀虫灭虱。用于新久咳嗽，肺痨咳嗽，顿咳；外用于头虱，体虱，蛲虫病，阴痒。

## 款冬花

【来源】为菊科植物款冬 *Tussilago farfara* L. 的干燥花蕾。

【产地】主产于内蒙古、陕西、甘肃、青海、山西等。

【炮制品种】

**1. 款冬花**　除去杂质及残梗。

**2. 蜜款冬花**　取净款冬花，照蜜炙法用蜜水炒至不粘手。

【药材及饮片特点】

**1. 款冬花**　本品呈长圆棒状。单生或 2～3 个基部连生，上端较粗，中部丰满，下端渐细或带有短梗，外面被有多数鱼鳞状苞片。苞片外表面紫红色或淡红色，内表面密被白色絮状茸毛。体轻，撕开后可见白色茸毛。气香，味微苦而辛。见图 19-19。

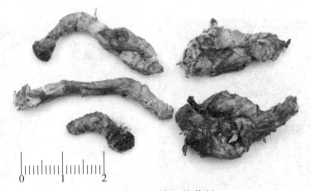

**图 19-19　款冬花药材**

**2. 蜜款冬花**　本品形如款冬花，表面棕黄色或棕褐色，稍带黏性，具蜜香气，味微甜。

**辨识要点：款冬花长圆棒状，外被鱼鳞状苞片，撕开可见白茸毛。**

【性味归经】辛、微苦，温。归肺经。

【功效与主治】润肺下气，止咳化痰。用于新久咳嗽，喘咳痰多，劳嗽咳血。其中外感咳嗽宜用生品，内伤久咳多用蜜款冬花。

## 桑白皮

【来源】为桑科植物桑 *Morus alba* L. 的干燥根皮。

【产地】主产于河南、安徽、浙江、江苏、湖南、四川等省。

【植物形态】落叶灌木或小乔木，高 3～15m。树皮灰白色，有条状浅裂，根皮黄棕色或红黄色，纤维性强。单叶互生，叶片卵形或宽卵形，先端锐尖或渐尖，基部圆形或近心形，边缘有粗锯齿或圆齿，上面无毛，有光泽，下面脉上有短毛，腋间有毛，基出脉 3 条与细脉交织成网状，背面较明显。托叶披针形，早落。雌、雄花序均排列成穗状葇荑花序，腋生。瘦果，多数密集成一卵圆形或长圆形的聚合果。初时绿色，成熟后变肉质，黑紫色或红色。种子小。见图 19-20。

辨识要点：桑科植物用根皮，纤维性强色黄棕，单叶互生呈卵形，瘦果熟后色紫黑。

【炮制品种】

**1. 桑白皮**　洗净，稍润，切丝，干燥。

**2. 蜜桑白皮**　取桑白皮丝，照蜜炙法炒至不粘手。

【药材及饮片特点】

**1. 桑白皮**　本品呈扭曲的卷筒状、槽状或板片状，长短宽窄不一。外表面白色或淡黄白色，较平坦，有的残留橙黄色或棕黄色鳞片状粗皮；内表面黄白色或灰黄色，有细纵纹。体轻，质韧，纤维性强，难折断，易纵向撕裂，撕裂时有粉尘飞扬。气微，味微甘。见图 19-21。

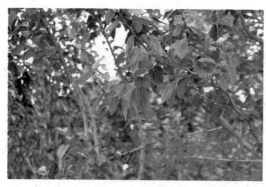

图 19-20　桑树植物

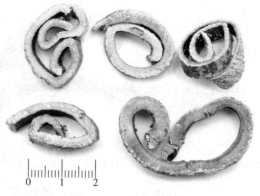

图 19-21　桑白皮药材

**2. 蜜桑白皮**　本品呈不规则的丝条状。表面深黄色或棕黄色，略具光泽，滋润，纤维性强，易纵向撕裂。气微，味甜。

辨识要点：药用根皮卷筒状，体轻质韧难折断，纵向撕裂粉尘扬。

【性味归经】甘，寒。归肺经。

【功效与主治】泻肺平喘，利水消肿。用于肺热喘咳，水肿胀满尿少，面目肌肤浮肿。

# 白　果

【来源】银杏科植物银杏 *Ginkgo biloba* L. 的干燥成熟种子。

【产地】主产于河南、四川、广西、山东等省。

【植物形态】落叶乔木，高至数丈。叶扁圆，鸭脚形，叶脉平行，至秋则变黄色而脱落。夏季开淡春色花。结果如杏桃状，生时青色，熟呈淡黄色，核有两棱或三棱，中有绿白色仁肉，霜降后采集。见图 19-22。

辨识要点：**落叶乔木茎直立，雌雄异株单胚珠，鸭掌扇叶二叉脉，长枝互生短簇生。**

【炮制品种】

**1. 白果仁**　取白果，除去杂质及硬壳，用时捣碎。

**2. 炒白果仁**　取净白果仁，照清炒法炒至有香气。用时捣碎。

【药材及饮片特点】本品略呈椭圆形，一端稍尖，另端钝。表面黄白色或淡棕黄色，平滑，具 2～3 条棱线。中种皮（壳）骨质，坚硬。内种皮膜质，种仁宽卵球形或椭圆形，一端淡棕色，另一端金黄色，横断面外层黄色，胶质样，内层淡黄色或淡绿色，粉性，中间有空隙。气微，味甘、微苦。见图 19-23。

辨识要点：**表皮棱线二三条，种皮坚硬仁椭圆，切面胶质伴粉性。**

【性味归经】甘、苦、涩，平；有毒。归肺、肾经。

【功效与主治】敛肺定喘，止带缩尿。用于痰多喘咳，带下白浊，遗尿尿频。

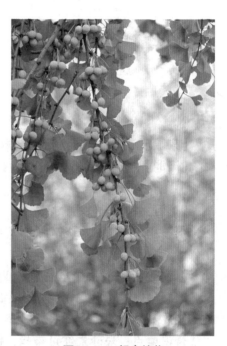

图 19-22　银杏植物

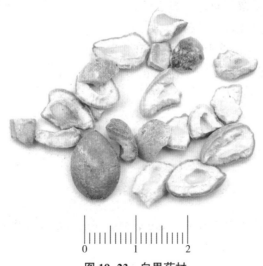

图 19-23　白果药材

# 第二十章　安神药

## 第一节　重镇安神药

### 朱　砂

【来源】硫化物类矿物辰砂族辰砂，主含硫化汞（HgS）。

【产地】主产于贵州、湖南、四川。传统以产于古之辰州（今湖南沅陵）者为道地药材。

【炮制品种】朱砂粉　取朱砂，用磁铁吸去铁屑，或照水飞法水飞，晾干或40℃以下干燥。

【药材及饮片特点】本品为朱红色极细粉末，体轻，以手指撮之无粒状物，以磁铁吸之，无铁末。无臭、无味。见图20-1。

**辨识要点：朱砂朱红可染指，镇静安神又解毒。**

【性味归经】甘，微寒；有毒。归心经。

【功效与主治】清心镇惊，安神，明目，解毒。用于心悸易惊，失眠多梦，癫痫发狂，小儿惊风，视物昏花，口疮，喉痹，疮疡肿毒。

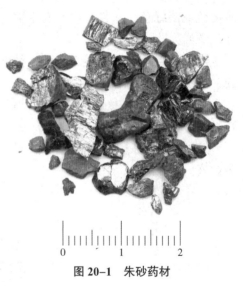

图20-1　朱砂药材

## 第二节　养心安神药

### 酸枣仁

【来源】鼠李科植物酸枣 *Ziziphus jujuba* Mill. var. *spinosa*（Bunge）Hu ex H. F. Chou 的干燥成熟种子。

【产地】主产于辽宁、河北、山西、内蒙古、陕西。

【植物形态】多野生，常为灌木。小枝呈"之"形弯曲，紫褐色。酸枣树上的托叶刺有2种，一种直伸，长达3cm，另一种常弯曲。叶互生，叶片椭圆形至卵状披针形，边缘有细锯齿，花黄绿色，2～3朵簇生于叶腋。核果小，近球形，熟时呈红褐色、味酸。见图20-2。

**辨识要点：紫褐小枝托叶刺，黄绿小花叶腋生，红褐小果味道酸。**

【炮制品种】

**1. 酸枣仁**　除去残留核壳。用时捣碎。

**2. 炒酸枣仁**　取净酸枣仁，照清炒法炒至鼓起，色微变深。用时捣碎。

【药材及饮片特点】

**1. 酸枣仁**　呈扁圆形或扁椭圆形，表面紫红色或紫褐色，平滑有光泽，有的有裂纹，有的两面均呈圆隆状突起；有的一面较平坦，中间有1条隆起的纵线纹，另一面稍突起。一端凹陷，可见线形种脐；另端有细小突起的合点。种皮较脆，胚乳白色，子叶2，浅黄色，富油性。气微，味淡。见图20-3。

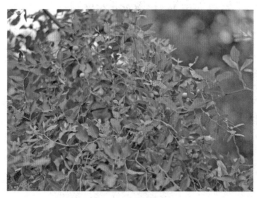

图20-2　酸枣植物

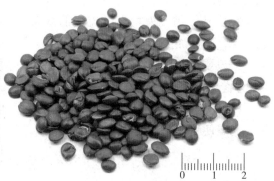

图20-3　酸枣仁药材

**2. 炒酸枣仁**　形如酸枣仁。表面微鼓起，微具焦斑。略有焦香气，味淡。

**辨识要点：扁圆形，紫红衣，凹种脐，突合点。**

【性味归经】甘、酸，平。归肝、胆、心经。

【功效与主治】养心补肝，宁心安神，敛汗，生津。用于虚烦不眠，惊悸多梦，体虚多汗，津伤口渴。

# 柏子仁

【来源】为柏科植物侧柏 *Platycladus orientalis*（L.）Franco 的干燥成熟种仁。

【产地】全国各地均产，主产山东、河南、河北、江苏、安徽等省。

【植物形态】常绿乔木，高达20m，直径可达1m。树冠圆锥形，分枝多，树皮红褐色，呈鳞片状剥落。小枝扁平，呈羽状排列。叶十字对生，细小鳞片状，紧贴于小枝上，亮绿色，端尖。雌雄同株，雄球花多生在下部的小枝上，呈卵圆形，具短柄；雌球花生于上部的小枝上，球形，无柄；球果卵圆形肉质，浅蓝色，后变为木质，深褐色而硬，裂开，果鳞的顶端有一钩状刺，向外方卷曲。种子椭圆形，无刺，淡黄色，质柔软。

　　**辨识要点：圆锥树冠分枝多，扁平小枝羽状排，鳞片小叶十字生。**

　　【炮制品种】

　　**1. 柏子仁**　除去杂质及残留的种皮。

　　**2. 柏子仁霜**　取净柏子仁，照制霜法制霜。

　　【药材及饮片特点】

　　**1. 柏子仁**　呈长卵形或长椭圆形，表面黄白色或淡黄棕色，外包膜质内种皮，顶端略尖，有深褐色的小点，基部钝圆。质软，富油性。气微香，味淡。见图20-4。

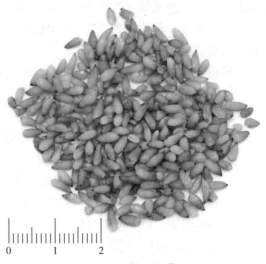

图20-4　柏子仁药材

　　**2. 柏子仁霜**　为均匀、疏松的淡黄色粉末，微显油性，气微香。

　　**辨识要点：形似葵花籽，顶端褐色点，质软富油性，制霜黄粉末。**

　　【性味归经】甘，平。归心、肾、大肠经。

　　【功效与主治】养心安神，润肠通便，止汗。用于阴血不足，虚烦失眠，心悸怔忡，肠燥便秘，阴虚盗汗。

# 首乌藤

　　【来源】蓼科植物何首乌 *Polygonum multiflorum* Thunb. 的干燥藤茎。

　　【产地】主产于河南、湖北、广东、广西。

　　【炮制品种】首乌藤　除去杂质，洗净，切段，晒干。

　　【药材及饮片特点】本品呈圆柱形的段，表面紫红色至紫褐色，粗糙，具扭曲的纵皱纹，节部略膨大，有侧枝痕，外皮菲薄，可剥离。切面皮部紫红色，木部黄白色或淡棕色，导管孔明显，髓部疏松，类白色。无臭，味微苦涩。见图20-5。

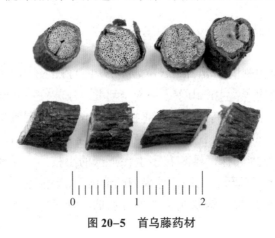

图20-5　首乌藤药材

辨识要点：首乌藤为圆柱状，颜色紫红节膨大，木部黄白导管孔。

【性味归经】甘，平。归心、肝经。

【功效与主治】养血安神，祛风止痛。用于失眠多梦，血虚身痛，风湿痹痛；外治皮肤瘙痒。

# 合欢皮

【来源】豆科植物合欢 *Albizia julibrissin* Durazz. 的干燥树皮。

【产地】主产于中国东北至华南及西南部各省区。

【植物形态】落叶乔木，伞形树冠。叶互生，伞房状花序，雄蕊花丝犹如缕状，半白半红，故有"马缨花""绒花"之称。树干浅灰褐色，树皮轻度纵裂。枝粗而疏生，幼枝带棱角。叶为偶数两面羽状复叶，小叶 10 ～ 30 对，镰刀状圆形，昼开夜合。伞房花序头状，萼及花瓣均为黄绿色，五裂，花丝上部为红色或粉红色丝状，簇结成球。果实为荚果。

辨识要点：羽状复叶，伞状花序，半红半白缕状花丝。

【炮制品种】合欢皮　除去杂质，洗净，润透，切丝或块，干燥。

【药材及饮片特点】本品呈弯曲的丝或块片状。外表面灰棕色至灰褐色，稍有纵皱纹，密生明显的椭圆形横向皮孔，棕色或棕红色。内表面淡黄棕色或黄白色，平滑，具细密纵纹。切面呈纤维性片状，淡黄棕色或黄白色。气微香，味淡、微涩、稍刺舌，而后喉头有不适感。见图 20-6。

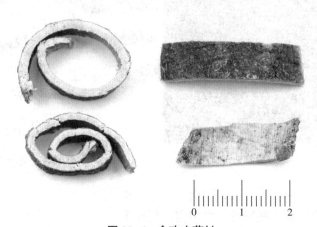

图 20-6　合欢皮药材

辨识要点：灰棕外皮纵皱纹，横向皮孔椭圆形，纤维片状稍刺舌。

【性味归经】甘，平。归心、肝、肺经。

【功效与主治】解郁安神，活血消肿。用于心神不安，忧郁失眠，肺痈，疮肿，跌扑伤痛。

# 远志

【来源】远志科植物远志 *Polygala tenuifolia* Willd. 或卵叶远志 *Polygala sibirica* L. 的干燥根。

【产地】主产于山西、陕西、河北、河南等省。

【植物形态】多年生草本，高 20～40cm。根圆柱形，长达 40cm，肥厚，淡黄白色，具少数侧根。茎直立或斜上，丛生，上部多分枝。叶互生，狭线形或线状披针形，先端渐尖，基部渐窄，全缘，无柄或近无柄。总状花序，偏侧生于小枝顶端，细弱，通常稍弯曲。花淡蓝紫色，花梗细弱。蒴果扁平，卵圆形。见图 20-7。

辨识要点：茎直立叶互生，先端渐尖叶全缘。

【炮制品种】

**1.远志**　除去杂质，略洗，润透，切段，干燥。

**2.制远志**　取甘草，加适量水煎汤，去渣，加入净远志，用文火煮至汤吸尽，取出，干燥。每 100kg 远志用甘草 6kg。

【药材及饮片特点】

**1.远志**　本品呈圆柱形的段。外表皮灰黄色至灰棕色，有横皱纹。切面棕黄色，中空。气微，味苦、微辛，嚼之有刺喉感。见图 20-8。

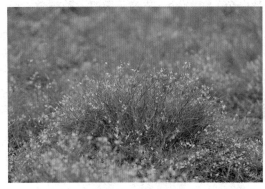

图 20-7　远志植物

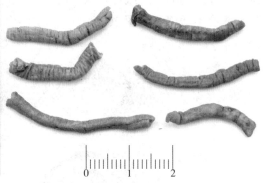

图 20-8　远志药材

**2.制远志**　本品形如远志段，表面黄棕色。味微甜。

辨识要点：圆柱段，横皱纹，内中空，刺喉感。

【性味归经】苦、辛，温。归心、肾、肺经。

【功效与主治】安神益智，交通心肾，祛痰，消肿。用于心肾不交引起的失眠多梦、健忘惊悸、神志恍惚，咳痰不爽，疮疡肿毒，乳房肿痛。

# 第二十一章　平肝息风药

## 第一节　平抑肝阳药

### 石决明

【来源】本品为鲍科动物杂色鲍（光底海决）*Haliotis diversicolor* Reeve、皱纹盘鲍（毛底海决）*Haliotis discus* hannai Ino、羊鲍（大海决）*Haliotis ovina* Gmelin、澳洲鲍 *Haliotis ruber*（Leach）、耳鲍 *Haliotis asinina* Linnaeus 或白鲍 *Haliotis laevigata*（Donovan）的贝壳。

【产地】我国主产于广东、山东、福建，进口澳洲鲍主产于澳洲、新西兰，耳鲍主产于印度尼西亚、菲律宾、日本。

【炮制品种】

**1. 石决明**　除去杂质，洗净，干燥，碾碎。

**2. 煅石决明**　取净石决明，按明煅法煅至酥脆。

【药材及饮片特点】

**1. 石决明**　本品呈不规则的碎块，灰白色，有珍珠样彩色光泽。质坚硬，气微，味微咸。见图 21-1。

**辨识要点：石决明灰白碎块状，珍珠样光泽质坚硬。**

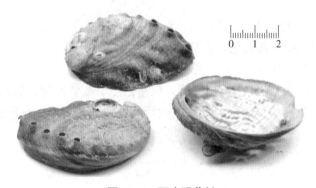

**图 21-1　石决明药材**

**2. 煅石决明**　本品呈不规则的碎块，灰白色或青灰色，无光泽，质地酥脆，断面呈层状。

**辨识要点：煅石决明，灰白无光，质地酥脆，断面层状。**

【性味归经】咸，寒。归肝经。

【功效与主治】平肝潜阳，清肝明目。用于头痛眩晕，目赤翳障，视物昏花，青盲雀目。

## 牡蛎

【来源】牡蛎科动物长牡蛎 *Ostrea gigas* Thunberg、大连湾牡蛎 *Ostrea talie-nwhanensis* Crosse 或近江牡蛎 *Ostrea rivularis* Gould 的贝壳。

【产地】主产于广东、福建、浙江、江苏、山东等地。

【炮制品种】

**1. 牡蛎**　洗净，干燥，碾碎。

**2. 煅牡蛎**　取净牡蛎，照明煅法煅至酥脆。

【药材及饮片特点】

**1. 牡蛎**　呈不规则的碎块，白色。质坚硬，气微，味微咸。见图 21-2。

**辨识要点：牡蛎白色碎块状，质地坚硬味微咸。**

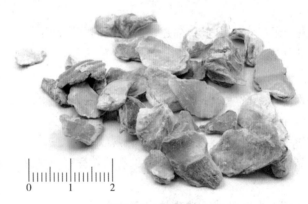

图 21-2　牡蛎药材

**2. 煅牡蛎**　呈不规则的碎块或粗粉，灰白色，质地酥脆，断面呈层状。

**辨识要点：煅牡蛎，灰白色，质酥脆，断层状。**

【性味归经】咸，微寒。归肝、胆、肾经。

【功效与主治】潜阳补阴，重镇安神，软坚散结，收敛固涩，制酸止痛。用于惊悸失眠，眩晕耳鸣，瘰疬痰核，症瘕痞块。煅牡蛎收敛固涩。用于自汗盗汗，遗精崩带，胃痛吞酸。

## 代赭石

【来源】为氧化物类矿物赤铁矿的矿石，主含三氧化二铁（$Fe_2O_3$）。《中国药典》称"赭石"。

【产地】主产于山西、河北等地。

【炮制品种】

**1. 代赭石** 除去杂质，砸碎，过筛。

**2. 煅代赭石** 取刷净的代赭石，砸碎，入坩埚内，在无烟的炉火上煅红透，取出，立即倾入醋盆中淬酥，捣碎，再煅淬一次，取出，晒干，碾成粗末（代赭石每 100kg 用醋 50～60kg，分两次使用）。

【药材及饮片特点】

**1. 赭石** 本品为豆状、肾状集合体，多呈不规则扁平状。全体棕红色或铁青色，用手抚摸，则有红棕色粉末沾手，条痕樱红色或红棕色，有的有金属光泽。表面有圆形乳头状的突起，习称"钉头代赭"，另一面与突起相对处有同样大小的凹窝。质坚硬，不易砸碎。断面显层叠状，且每层均依钉头而呈波涛状弯曲。无臭，无味。见图 21-3。

辨识要点：**赭石全体棕红色，断面层叠波涛状，金属光泽有钉头。**

**2. 煅赭石** 本品呈暗褐色或暗红棕色，质地疏松，略有醋味。

辨识要点：**煅赭石，暗褐色，质地疏松有醋味。**

【性味归经】苦，寒。归肝、心、肺、胃经。

【功效与主治】平肝潜阳，重镇降逆，凉血止血。用于眩晕耳鸣，呕吐，噫气，呃逆，喘息，吐血，衄血，崩漏下血。

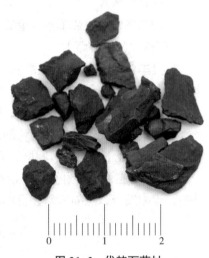

图 21-3 代赭石药材

# 罗布麻叶

【来源】夹竹桃科植物罗布麻 *Apocynum venetum* L. 的干燥叶。

【产地】主产于山西、陕西、河北、河南等省。

【植物形态】半灌木，高 1.5～4m，全株有白色乳汁，枝条常对生，无毛。紫红色或淡红色，背阴部分为绿色。叶对生，在中上部分枝处或互生。单歧聚伞花序顶生，花萼 5 深裂，花冠紫红色或粉红色，钟状，花冠内有明显三条紫红色脉纹。果长角状。

辨识要点：**对生枝条有白乳，聚伞花序叶对生。**

【炮制品种】罗布麻叶 除去杂质，干燥。

【药材及饮片特点】本品多皱缩卷曲，有的破碎，完整叶片展平后呈椭圆状披针形或卵圆状披针形，淡绿色或灰绿色，先端钝，有小芒尖，基部钝圆或楔形，边缘具细齿，常反卷，两面无毛，叶脉于下表面突起；叶柄细，长约 4mm。质脆。气微，味淡。

辨识要点：**披针叶多皱缩，先端钝小芒尖，质脆气微而味淡。**

【性味归经】甘、苦，凉。归肝经。

【功效与主治】平肝安神，清热利水。用于肝阳眩晕，心悸失眠，浮肿尿少。

# 第二节　息风止痉药

## 羚羊角

【来源】牛科动物赛加羚羊 *Saiga tatarica Linnaeus* 的角。

【产地】主产于俄罗斯。

【炮制品种】

**1. 羚羊角镑片**　取羚羊角，置温水中浸泡，捞出，镑片，干燥。

**2. 羚羊角粉**　取羚羊角，砸碎，粉碎成细粉。

【药材及饮片特点】

**1. 羚羊角片**　本品呈极薄片，微卷曲。表面白色光滑有光泽，隐约可见平直丝纹，半透明，质地柔韧。气微，味淡。

**辨识要点：羚羊角白极薄片，微微卷曲半透明，光滑柔韧显丝纹。**

**2. 羚羊角粉**　本品呈乳白色的细粉。无臭，味淡。

【性味归经】咸，寒。归肝、心经。

【功效与主治】平肝息风，清肝明目，清热解毒。用于高热惊痫，神昏痉厥，子痫抽搐，癫痫发狂，头痛眩晕，目赤翳障，温毒发斑，痈肿疮毒。

## 牛　黄

【来源】牛科动物牛 *Bos taurus domesticus* Gmelin 干燥的胆结石。

【产地】主产于华北、东北、西北等地。

【炮制品种】牛黄　原品入药，用时研成细粉。

【药材及饮片特点】本品多呈卵形、类球形、三角形或四方形，大小不一，少数呈管状或碎片。表面黄红色至棕黄色，有的表面挂有一层黑色光亮的薄膜，习称"乌金衣"，有的粗糙，具疣状突起，有的具龟裂纹。体轻，质酥脆，易分层剥落，断面金黄色，可见细密的同心层纹，有的夹有白心。气清香，味苦而后甘，有清凉感，嚼之易碎，不粘牙。以少数粉末和以清水，涂于指甲上能染黄，经久不褪，习称"挂甲"。有时有清凉感直透指甲，又称"透甲"。

**辨识要点：牛黄质酥颜色黄，先苦后甜清凉感。**

【性味归经】苦，凉。归心、肝经。

【功效与主治】凉肝息风，清心豁痰，开窍醒神，清热解毒。用于热病神昏，中风痰迷，惊痫抽搐，癫痫发狂，咽喉肿痛，口舌生疮，痈肿疔疮。

## 钩　藤

【来源】茜草科植物钩藤 *Uncaria rhynchophylla*（Miq.）Miq.ex Havil.、大叶钩藤 *Uncaria macrophylla* Wall.、毛钩藤 *Uncaria hirsuta* Havil.、华钩藤 *Uncaria sinensis*

（Oliv.）Havil. 或无柄果钩藤 *Uncaria sessilifructus* Roxb. 的干燥带钩茎枝。

【产地】主产于广西、广东、湖南、江西、四川。

【植物形态】常绿木质藤本。小枝四棱形，叶腋内有钩状变态枝。叶椭圆形，上面光亮，背面脉腋内常有束毛，托叶2深裂；头状花序单生叶腋或顶生呈总状花序状；花冠黄色蒴果。见图21-4。

辨识要点：**木质藤本四棱枝，叶腋钩状变态枝。**

【炮制品种】钩藤 拣去老梗、杂质，洗净，晒干。

【药材及饮片特点】本品茎枝呈圆柱形或类方柱形。表面红棕色至紫红色者具细纵纹，光滑无毛，黄绿色至灰褐色者有时可见白色点状

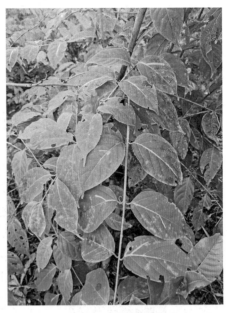

图 21-4 钩藤植物

皮孔，被黄褐色柔毛。多数枝节上对生两个向下弯曲的钩（不育花序梗），或仅一侧有钩，另一侧为凸起的疤痕；钩略扁或稍圆，先端细尖，基部较阔；钩基部的枝上可见叶柄脱落后的窝点状痕迹和环状的托叶痕。质坚韧，断面黄棕色，皮部纤维性，髓部黄白色或中空。无臭，味淡。见图21-5。

辨识要点：**钩藤节上单双钩，圆柱藤茎色紫红，光滑无毛质坚韧。**

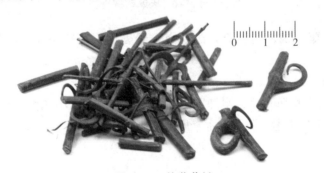

图 21-5 钩藤药材

【性味归经】甘，凉。归肝、心包经。

【功效与主治】息风定惊，清热平肝。用于肝风内动，惊痫抽搐，高热惊厥，感冒加惊，小儿惊啼，妊娠子痫，头痛眩晕。

# 天麻

【来源】为兰科植物天麻 *Gastrodia elata* Bl. 的干燥块茎。立冬后至次年清明前采挖者名"冬麻"，质量优良；春季发芽时采挖者名"春麻"，质量较差。

【**产地**】主产于湖北、四川、云南、贵州、陕西。

【**炮制品种**】

**1. 天麻** 拣去杂质，大小分档，用水浸泡至七成透，捞出，稍晾，再润至内外湿度均匀，切片，晒干。

**2. 炒天麻** 先用文火将锅烧热，随即将片倒入，炒至微黄色为度。

**3. 煨天麻** 将天麻片平铺于喷过水的表芯纸上，置锅内，用文火烧至纸色焦黄，不断将药片翻动至两面老黄色为度。

【**药材及饮片特点**】

**1. 天麻** 本品呈椭圆形或长条形，略扁，皱缩而稍弯曲。表面黄白色至黄棕色，有纵皱纹及由潜伏芽排列而成的横环纹多轮，有时可见棕褐色菌索。顶端有红棕色至深棕色鹦嘴状的芽或残留茎基；另端有圆脐形疤痕。质坚硬，不易折断，断面较平坦，黄白色至淡棕色，角质样。气微，味甘。

**2. 天麻片** 呈不规则的薄片。外表皮淡黄色至黄棕色，有时可见点状排成的横环纹。切面黄白色至淡棕色。角质样，半透明。气微，味甘。见图 21-6。

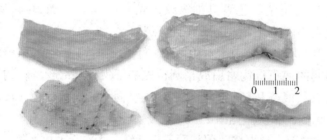

**图 21-6 天麻药材**

辨识要点：**鹦哥嘴，凹肚脐，芝麻点，干姜皮；春空冬实心有别，松香断面要牢记。**

【**性味归经**】甘，平。归肝经。

【**功效与主治**】息风止痉，平抑肝阳，祛风通络。用于小儿惊风，癫痫抽搐，破伤风，头痛眩晕，手足不遂，肢体麻木，风湿痹痛。

# 第二十二章　开窍药

## 石菖蒲

【来源】天南星科植物石菖蒲 *Acorus tatarinowii* Schott 的干燥根茎。

【产地】主产于四川、浙江、江西、江苏等省。

【植物形态】多年生草本，根茎横走，具分枝，有香气。叶基生，剑状线形，无中脉，平行脉多数。花茎扁三棱形，肉穗花序圆柱形，佛焰苞片叶状，较短，为肉穗花序的 1～2 倍，花黄绿色。浆果倒卵形。

**辨识要点：根茎横走叶基生，剑状线形平行脉。肉穗花序佛焰苞，宿存早落色彩耀。**

【炮制品种】石菖蒲　拣去杂质，洗净，稍浸泡，润透，切片，晒干。

【药材及饮片特点】本品呈扁圆柱形，多弯曲，常有分枝，长 3～20cm，直径 0.3～1cm。表面棕褐色或灰棕色，粗糙，有疏密不匀的环节，节间长 0.2～0.8cm，具细纵纹，一面残留须根或圆点状根痕；叶痕呈三角形，左右交互排列，有的其上有毛鳞状的叶基残余。质硬，断面纤维性，类白色或微红色，内皮层环明显，可见多数维管束小点及棕色油细胞。气芳香，味苦、微辛。

**辨识要点：棕色扁圆柱根茎，环节不匀具纵纹，三角叶痕交互列，断面棕色油细胞。**

【性味归经】辛、苦，温。归心、胃经。

【功效与主治】开窍豁痰，醒神益智，化湿开胃。用于神昏癫痫，健忘失眠，耳鸣耳聋，脘痞不饥，噤口下痢。

# 第二十三章　补虚药

## 第一节　补气药

### 人　参

【**来源**】为五加科植物人参 *Panax ginseng* C.A.Mey. 的干燥根及根茎。

【**产地**】主产于吉林、辽宁、黑龙江。

【**炮制品种**】

**1. 生晒参**　润透，切薄片，干燥。

**2. 白糖参**　经水烫，浸糖后干燥。

**3. 红参**　蒸熟后晒干或烘干。

【**药材及饮片特点**】

**1. 人参**　主根呈纺锤形或圆柱形。表面灰黄色，上部或全体有疏浅断续的粗横纹及明显的纵纹，下部有支根 2 ～ 3 条，并着生多数细长的须根，须根上常有不明显的细小疣状突起（珍珠疙瘩）。根茎（芦头）长 1 ～ 4cm，多拘挛而弯曲，具有不定根（艼）和稀疏的凹窝状茎痕（芦碗）。质较硬，断面淡黄白色，显粉性，形成层环纹棕黄色，皮部有黄棕色的点状树脂道及放射状裂隙。香气特异，味微苦、甘。见图 23-1。

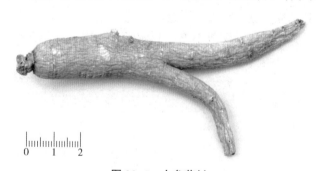

**图 23-1　人参药材**

主根多与根茎近等长或较短，呈圆柱形、菱角形或人字形。表面灰黄色，具纵皱纹，上部或中下部有环纹。支根多为 2 ～ 3 条，须根少而细长，清晰不乱，有较明显的疣状突起，根茎细长，少数粗短，中上部具稀疏或密集而深陷的茎痕，不定根较细，多下垂。

**2. 红参** 主根呈纺锤形、圆柱形或扁方柱形，表面半透明，红棕色，偶有不透明的暗黄褐色斑块，具纵沟、皱纹及细根痕；上部有时具断续的不明显环纹；下部有 2 ～ 3 条扭曲交叉的支根，并带弯曲的须根或仅具须根残迹。根茎（芦头）上有数个凹窝状茎痕（芦碗），有的带有 1 ～ 2 条完整或折断的不定根。质硬而脆，断面平坦，角质样。气微香而特异，味甘、微苦。

辨识要点：细芦下圆上马牙，锦纹深顺序不杂，体似菱角两枝腿，须见珍珠小疙瘩，皮细结实光不糙，参芋顺生下垂扎，参质纤维难折断，咀嚼不碎乱如麻。

园参芦碗两面生，垂须上粗向旁伸，体形长顺显呆笨，纹理断续线不深，外皮粗糙松而嫩，须短而脆无珍珠。

【性味归经】甘、微苦，微温。归肺、脾、心、肾经。

【功效与主治】大补元气，复脉固脱，补脾益肺，生津养血，安神益智。用于体虚欲脱，肢冷脉微，脾虚食少，肺虚喘咳，津伤口渴，内热消渴，气血亏虚，久病虚羸，惊悸失眠，阳痿宫冷。

# 西洋参

【来源】为五加科植物西洋参 *Panax quinquefolium* L. 的干燥根。

【产地】主产于美国、加拿大，我国亦有栽培。

【炮制品种】西洋参 去芦，润透，切薄片，干燥或用时捣碎。

【药材及饮片特点】本品呈长圆形或类圆形薄片。外表皮浅黄褐色，切面浅黄白色至黄白色，略显粉性，皮部可见黄棕色点状树脂道，形成棕黄色层环纹，木部略呈放射状纹理。气微而特异，味微苦、甘。见图 23-2。

辨识要点：西洋参为圆薄片，体轻质密无裂隙，皮部点状树脂道。

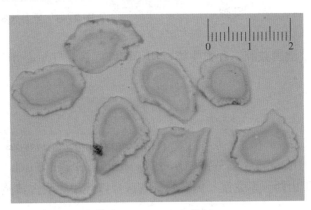

**图 23-2 西洋参药材**

【性味归经】甘、微苦，凉。归心、肺、肾经。

【功效与主治】补气养阴，清热生津。用于气虚阴亏，咳喘痰血，虚热烦倦，内热消渴，口燥咽干。

# 党　参

【来源】为桔梗科植物党参 *Codonopsis pilosula*（Franch.）Nannf.、素花党参（西党参）*Codonopsis pilosula* Nannf. var. *modesta*（Nannf.）L. T. Shen 或川党参 *Codonopsis tangshen* Oliv. 的干燥根。

【产地】党参、素花党参主产于甘肃、四川；川党参主产于四川、湖北、陕西。

【炮制品种】

**1. 党参**　洗净泥沙后润透去芦，切片或切段，晒干。

**2. 米炒党参**　取党参片，照炒法用米拌炒至表面深黄色，取出，筛去米，放凉。每100kg 党参片，用米 20kg。

【药材及饮片特点】

**1. 党参**　本品为类圆形厚片。外表皮黄棕色至灰棕色，有时可见根头部有疣状突起的茎痕及芽，切面皮部淡黄白色至淡棕色，有裂隙或放射状纹理（菊花心），木部淡黄色。有特殊香气，味微甜。见图 23-3。

**辨识要点：党参根头疣状凸，皮部裂隙菊花心。**

**2. 米炒党参**　本品形如党参片，表面深黄色，偶有焦斑。

【性味归经】甘，平。归脾、肺经。

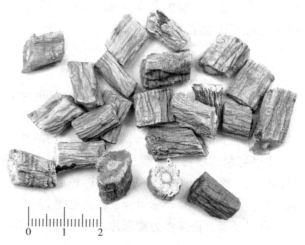

**图 23-3　党参药材**

【功效与主治】健脾益肺，养血生津。用于脾肺气虚，气短心悸，食少便溏，虚喘咳嗽，内热消渴。

# 黄　芪

【来源】为豆科植物蒙古黄芪 *Astragalus membranaceus*（Fisch.）Bge. var. *mongholicus*（Bge.）Hsiao 或膜荚黄芪 *Astragalus membranaceus*（Fisch.）Bge. 的干燥根。

【产地】主产于山西、黑龙江、内蒙古等省区。以栽培的蒙古黄芪质量为佳。

【植物形态】

**1. 蒙古黄芪**　多年生草本，茎直立，高 40～80cm。奇数羽状复叶，小叶 12～18 对，叶片宽椭圆形或长圆形，上面无毛，下面被柔毛。托叶披针形。总状花序腋生，花冠黄色至淡黄色。荚果膜质，膨胀，半卵圆形。见图 23-4。

**2. 膜荚黄芪**　与上种相似，但小叶 6～13 对，叶片上面近无毛，下面伏生白色柔毛。花冠黄色至淡黄色，或有时稍带淡紫红色。荚果被黑色短伏毛。见图 23-5。

辨识要点：豆科黄芪茎直立，羽状复叶奇数起。

【炮制品种】

**1. 黄芪**　除去杂质，大小分开，洗净，润透，切厚片，干燥。

**2. 蜜黄芪**　取黄芪片，照蜜炙法炒至不粘手。

【药材及饮片特点】

**1. 黄芪**　本品为类圆形或椭圆形厚片。外表皮黄白色至淡棕色，有不整齐的纵皱纹或纵沟。质硬而韧，不易折断，断面纤维性强，并显粉性，皮部黄白色，木部淡黄色（金井玉栏），有放射状纹理（菊花心）及裂隙，老根中心偶有枯朽状，黑褐色或呈空洞。气微，味微甜，嚼之微有豆腥味。见图 23-6。

辨识要点：黄芪外皮有纵纹，金井玉栏菊花心，质地绵韧豆腥气。

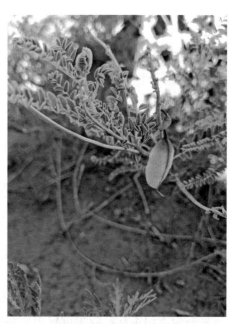

图 23-4　蒙古黄芪植物

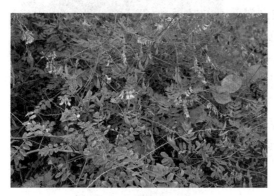

图 23-5　膜荚黄芪植物

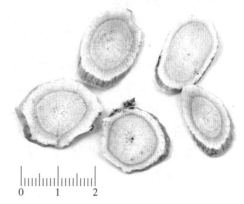

图 23-6　黄芪药材

**2. 炙黄芪**　本品形如黄芪片，外表皮深黄色、淡棕黄或棕褐色，有光泽，略带黏性，具蜜香气，味甜，嚼之微有豆腥味。

【性味归经】甘，微温。归脾、肺经。

【功效与主治】补气升阳，固表止汗，利水消肿，生津养血，行滞通痹，托毒排脓，敛疮生肌。用于气虚乏力，食少便溏，中气下陷，久泻脱肛，便血崩漏，表虚自汗，气虚水肿，内热消渴，血虚萎黄，半身不遂，痹痛麻木，痈疽难溃，久溃不敛。其中炙黄芪多用于益气补中，治疗气虚乏力，食少便溏。

# 白 术

【来源】菊科植物白术 *Atractylodes macrocephala* Koidz. 的干燥根茎。

【产地】主产于浙江、安徽、湖北、湖南等省。

【植物形态】多年生草本，高 30 ～ 80cm。根茎肥厚，略呈拳状。茎直立。叶互生，3 深裂或羽状 5 深裂，顶端裂片最大，裂片椭圆形至卵状披针形，边缘有刺齿，有长柄；茎上部叶狭披针形，不分裂。头状花序单生枝顶，总苞钟状，全为管状花，花冠紫色。瘦果密生柔毛。见图 23-7。

辨识要点：菊科白术茎直立，羽状深裂叶互生。

【炮制品种】

**1. 白术**　除去杂质，洗净，润透，切厚片，干燥。

**2. 麸炒白术**　将蜜炙麸皮撒入热锅内，待冒烟时加入白术片，炒至黄棕色、逸出焦香气，取出，筛去蜜炙麸皮。每 100kg 白术片用蜜炙麸皮 10kg。

【药材及饮片特点】

**1. 白术**　本品为不规则厚片。外表皮灰黄色或灰棕色，切面不平坦，黄白色至淡棕色，有棕黄色的点状油室散在，木部放射状纹理（菊花心），烘干者切面角质样，色较深或有裂隙。气清香，味甘、微辛，嚼之略带黏性。见图 23-8。

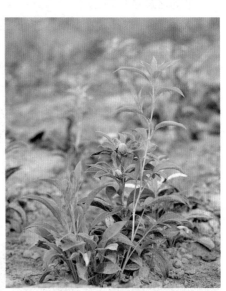

图 23-7　白术植物

辨识要点：白术厚片灰棕色，黄色油点菊花心，气味清香嚼之黏。

**2. 麸炒白术**　本品形同白术，表面深黄色、黄棕色或棕褐色，偶见焦斑，略有焦香气。见图 23-9。

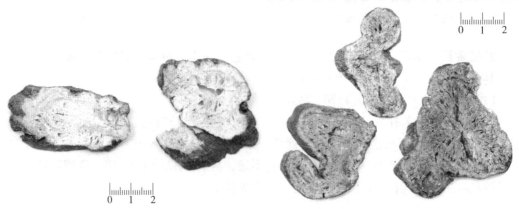

图 23-8　白术药材　　　　图 23-9　炒白术药材

【性味归经】甘、苦，温。归脾、胃经。

【功效与主治】健脾益气，燥湿利水，止汗，安胎。用于脾虚食少，腹胀泄泻，痰饮眩悸，水肿，自汗，胎动不安。

【相似饮片鉴别】白术与苍术

相同点：两药用药部位均为根茎，切片外表皮均为灰黄或者黄棕色，切面均有油室。

不同点：白术断面皮部无裂隙，木部有菱形裂隙，略有菊花纹及散在的棕黄色油点，微显油性，气清香，味甜、微辛，嚼之略带黏性；苍术断面散有橙黄色或棕红色油点，习称"朱砂点"，香气特异，味微甘，带黏性。

# 山　药

【来源】薯蓣科植物薯蓣 *Dioscorea opposite* Thunb. 的干燥根茎。

【产地】主产于河南。湖南、江西等省亦产。传统认为河南古怀庆府（今河南焦作所辖的温县、武陟、博爱、沁阳等县）所产者品质最佳。

【植物形态】多年生缠绕性草本，根茎长圆柱形。茎常带紫色，右旋。单叶，在茎下部互生，中部以上对生。叶片三角形至宽卵形或戟形，通常耳状3裂，基部心形，叶腋内常有珠芽（零余子）。穗状花序。蒴果扁圆形。见图23-10。

辨识要点：攀缘缠绕多年生，叶常互生稀为对，单叶珠芽茎右旋，基部心形掌脉明。

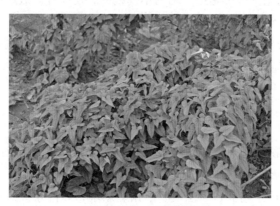

**图23-10　山药植物**

【炮制品种】

**1.山药**　除去杂质，分开大小个，泡润至透，切厚片，干燥。

**2.麸炒山药**　取净山药片，照麸炒法炒至黄色。

【药材及饮片特点】

**1.山药**　切片呈类圆形的厚片。表面类白色或淡黄白色，质脆，易折断，断面白色，粉性。无臭，味淡、微酸，嚼之发黏。见图23-11。

辨识要点：山药类圆类白色，质脆易折粉性强。

**2. 麸炒山药**　本品形同山药，表面黄白色或微黄色，偶有焦斑，略有焦香气。见图 23-12。

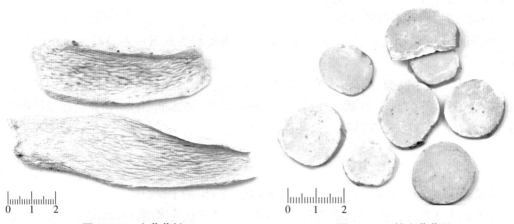

图 23-11　山药药材　　　　　　　　图 23-12　炒山药药材

【性味归经】甘，平。归脾、肺、肾经。

【功效与主治】补脾养胃，生津益肺，补肾涩精。用于脾虚食少，久泻不止，肺虚喘咳，肾虚遗精，带下，尿频，虚热消渴。

【相似饮片鉴别】山药与天花粉

相同点：两药药用部位都是根。均为不规则的斜切厚片。表面颜色均呈黄白色或棕黄色，断面白色，粉性。

不同点：天花粉外形呈不规则圆柱形，纺锤形或瓣块状，并有横长皮孔，断面有放射状排列的黄色小孔（导管），质坚实，味微苦。而山药呈圆柱形或略呈圆柱形，弯曲稍扁，断面颗粒状。嚼之发黏，质脆，味淡。

# 甘　草

【来源】豆科植物甘草 *Glycyrrhiza uralensis* Fisch.、胀果甘草 *Glycyrrhiza inflata* Bat. 或光果甘草 *Glycyrrhiza glabra* L. 的干燥根和根茎。

【产地】甘草主产于内蒙古、宁夏、甘肃、新疆，以内蒙伊盟的杭锦旗一带、巴盟的橙口及甘肃、宁夏的阿拉善旗一带所产品质最佳。光果甘草及胀果甘草主产于新疆、甘肃等省区。

【植物形态】

**1. 甘草**　多年生草本，高 30 ～ 80cm。根茎多横走，主根甚长，外皮红棕色。茎直立，有白色短毛和刺毛状腺体。奇数羽状复叶，小叶 7 ～ 17，卵形或宽卵形，两面有短毛及腺体。总状花序腋生，花密集，花萼钟状，花冠淡紫堇色。荚果扁平，呈镰刀状或环状弯曲，外面密生刺毛状腺体。见图 23-13。

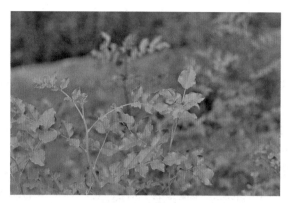

图 23-13 甘草植物

**2. 胀果甘草** 常密被淡黄褐色鳞片状腺体，无腺毛。小叶 3 ～ 7，卵形至矩圆形，边缘波状。总状花序常与叶等长。荚果短小而直，膨胀，无腺毛。种子数目较少。

**3. 光果甘草** 果实扁而直，多为长圆形，无毛。种子数目较少。

**辨识要点：豆科甘草茎直立，羽状复叶奇数起。**

【炮制品种】

**1. 甘草** 除去杂质，洗净，润透，切厚片，干燥。

**2. 炙甘草** 将甘草片加入炼熟的蜂蜜与少许开水，拌匀后稍闷，放锅内炒至深黄色和不粘手时，取出晾凉（每 100kg 用炼熟蜂蜜 25 ～ 30kg）。

【药材及饮片特点】

**1. 甘草** 本品为类圆形或椭圆形的厚片。表面红棕色或灰棕色，具显著的纵皱纹、沟纹、皮孔及稀疏的细根痕。质坚实，断面略显纤维性，黄白色，粉性，形成层环明显，射线放射状，有的有裂隙。气微，味甜而特殊。见图 23-14。

**辨识要点：甘草表面红棕色，显著沟纹细根痕，切面纤维味道甜。**

**2. 炙甘草** 本品形同生甘草，切面黄色或深黄色，微有光泽，略带黏性，有焦香气。见图 23-15。

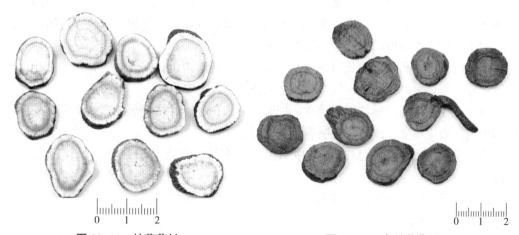

图 23-14 甘草药材　　　　　图 23-15 炙甘草药材

【性味归经】甘，平。归心、肺、脾、胃经。

【功效与主治】补脾益气，清热解毒，祛痰止咳，缓急止痛，调和诸药。用于脾胃虚弱，倦怠乏力，心悸气短，咳嗽痰多，脘腹、四肢挛急疼痛，痈肿疮毒，缓解药物毒性、烈性。炙甘草补脾和胃，益气复脉。用于脾胃虚弱，倦怠乏力，心动悸，脉结代。

【相似饮片鉴别】黄芪与甘草

相同点：两药都是豆科植物，外形和断面很相似，药用部位都是根。均为类圆形或类椭圆形切片。表面都有皱纹和沟纹，断面纤维性，显粉性，有菊花心。

不同点：甘草表面呈红棕色、棕色或灰棕色，嚼之有特殊的甜味。而黄芪表面呈灰黄色或淡褐色，嚼之有豆腥气。

# 第二节　补阳药

## 鹿　茸

【来源】鹿科动物梅花鹿 *Cervus nippon* Temminck 或马鹿 *Cervus elaphus* Linnaeus 的雄鹿未骨化密生茸毛的幼角。

【产地】主产于吉林、辽宁、黑龙江。

【炮制品种】

**1. 鹿茸片**　取鹿茸，燎去茸毛，刮净，以布带缠绕茸体，自锯口面小孔灌入热白酒，并不断添酒，至润透或灌酒稍蒸，横切薄片，压平，干燥。

**2. 鹿茸粉**　取鹿茸，燎去茸毛，刮净，劈成碎块，研成细粉。

【药材及饮片特点】

**1. 鹿茸片**　由于部位不同，角尖部分称"蜡片""血片"；角上部和中部称"粉片"，角下部称"骨片"。

（1）蜡片　本品呈横切圆形薄片状，切面淡棕色或淡黄色，半透明，显蜡样光泽，外周无骨质。皮红棕色或棕色，密生红黄色或棕黄色茸毛。质坚韧，气微腥，味微咸。

（2）血片　本品形似蜡片，切面淡红棕色。

（3）粉片　本品呈横切圆形薄片，切面黄白色或棕褐色，略具骨质，密布小孔，皮较厚，茸毛灰褐色。质坚脆，气微腥，味微咸。

（4）骨片　本品呈横切圆形薄片，切面中心灰白色，骨质，呈蜂窝状细孔，外周致密黑褐色。周边粗糙，皮厚，质坚脆，气微腥，味微咸。

辨识要点：**鹿茸片薄显透明，中间多孔蜂窝形，色近黄白或焦黄，体轻质韧气微腥。**

**2. 鹿茸粉**　本品为灰白色或米黄色粉末，气微腥，味微咸。

【性味归经】甘、咸，温。归肾、肝经。

【功效与主治】壮肾阳，益精血，强筋骨，调冲任，托疮毒。用于阳痿滑精，宫冷不孕，羸瘦，神疲，畏寒，眩晕，耳鸣，耳聋，腰脊冷痛，筋骨痿软，崩漏带下，阴疽不敛。

# 杜 仲

【来源】杜仲科植物杜仲 *Eucommia ulmoides* Oliv. 的干燥树皮。

【产地】主产于湖北、四川、贵州、云南等省。

【植物形态】落叶乔木，高达 20m。树皮和叶折断后均有银白色细丝。叶椭圆形或椭圆状卵形，先端长渐尖，基部圆形或宽楔形，边缘有锯齿。花先叶或与叶同时开放，单生于小枝基部。翅果长椭圆形而扁。见图 23-16。

辨识要点：落叶乔木含胶汁，枝内生长片状髓。

【炮制品种】

**1. 杜仲** 刮去残留粗皮，洗净，切块或丝，干燥。

**2. 盐杜仲** 取杜仲块或丝，照盐水炙法炒至断丝、表面焦黑色（每 100kg 加盐 2kg，用开水化开）。本品为块或丝。

【药材及饮片特点】

**1. 杜仲** 本品呈小方块或丝状。外表面淡棕色或灰褐色，有明显皱纹。内表面暗紫色，光滑。质脆，易折断，断面有细密、银白色、富弹性的橡胶丝相连。气微，味稍苦。见图 23-17。

辨识要点：杜仲外浅内暗紫，折断之后有胶丝。

**2. 盐杜仲** 本品形同杜仲块或丝，表面黑褐色，内表面褐色，折断时橡胶丝弹性较差。味微咸。

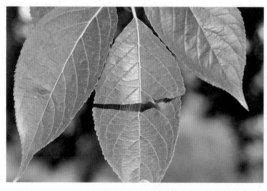

图 23-16 杜仲植物

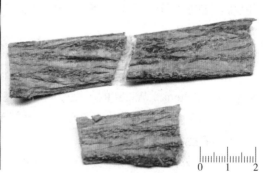

图 23-17 杜仲药材

辨识要点：盐杜仲皮黑褐色，折断胶丝弹性差。

【性味归经】甘，温。归肝、肾经。

【功效与主治】补肝肾，强筋骨，安胎。用于肝肾不足，腰膝酸痛，筋骨无力，头晕目眩，妊娠漏血，胎动不安。

# 锁　阳

【来源】锁阳科植物锁阳 *Cynomorium songaricum* Rupr. 的干燥肉质茎。

【产地】主产于内蒙古、甘肃、新疆等地。

【炮制品种】锁阳　洗净，润透，切薄片，干燥。

【药材及饮片特点】

**1. 锁阳**　本品呈扁圆柱形，微弯曲，表面棕色或棕褐色，粗糙，具明显纵沟和不规则凹陷，有的残存三角形的黑棕色鳞片。体重，质硬，难折断，断面浅棕色或棕褐色，有黄色三角状维管束。气微，味甘而涩。

**2. 锁阳片**　为不规则形或类圆形的片。外表皮棕色或棕褐色，粗糙，具明显纵沟及不规则凹陷。切面浅棕色或棕褐色，散在黄色三角状维管束。气微，味甘而涩。见图23-18。

**辨识要点：粗糙棕褐圆柱形，表面纵沟和凹陷，体重质硬难折断，黄色三角维管束。**

【性味归经】甘，温。归肝、肾、大肠经。

【功效与主治】补肾阳，益精血，润肠通便。用于肾阳不足，精血亏虚，腰膝痿软，阳痿遗精，肠燥便秘。

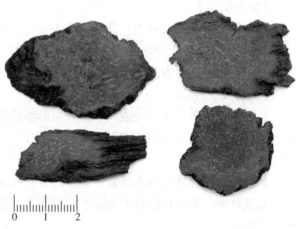

图 23-18　锁阳药材

# 肉苁蓉

【来源】列当科植物肉苁蓉 *Cistanche deserticola* Y.C.Ma 或管花肉苁蓉 *Cistanche tubulosa*（Schenk）Wight 的干燥带鳞叶的肉质茎。

【产地】主产于内蒙古、新疆、甘肃等地。

【炮制品种】

**1. 肉苁蓉片**　除去杂质，洗净，润透，切厚片，干燥。

**2. 酒苁蓉**　取净肉苁蓉片，照酒炖或酒蒸法炖或蒸至酒吸尽。

【药材及饮片特点】

**1. 肉苁蓉**　呈扁圆柱形，稍弯曲，表面棕褐色或灰棕色，密被覆瓦状排列的肉质鳞叶，通常鳞叶先端已断。体重，质硬，微有柔性，不易折断，断面棕褐色，有淡棕色点状维管束，排列成波状环纹。气微，味甜、微苦。

**2. 管花肉苁蓉**　呈类纺锤形、扁纺锤形或扁柱形，稍弯曲，表面棕褐色至黑褐色，断面颗粒状，灰棕色至灰褐色，散生点状维管束。

**3. 肉苁蓉片**　呈不规则形的厚片。表面棕褐色或灰棕色。有的可见肉质鳞叶。切面有淡棕色或棕黄色点状维管束，排列成波状环纹。气微，味甜、微苦。见图 23-19。

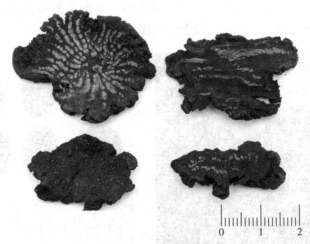

**图 23-19　肉苁蓉药材**

**4. 管花肉苁蓉片**　切面散生点状维管束。

**5. 酒苁蓉**　形如肉苁蓉片。表面黑棕色，切面点状维管束，排列成波状环纹。质柔润。略有酒香气，味甜，微苦。

**6. 酒管花苁蓉**　切面散生点状维管束。

**辨识要点：肉质鳞叶覆瓦排，断面棕褐波状环。管花断面颗粒状，散生点状维管束。**

【性味归经】甘、咸，温。归肾、大肠经。

【功效与主治】补肾阳，益精血，润肠通便。用于肾阳不足，精血亏虚，阳痿不孕，腰膝酸软，筋骨无力，肠燥便秘。

# 补骨脂

【来源】豆科植物补骨脂 *Psoralea corylifolia* L. 的干燥成熟果实。

【产地】主产于河南、四川、安徽、陕西等省。

【植物形态】一年生草本，高 60 ～ 150cm，全株有白色毛及黑褐色腺点。茎直立。叶互生，多为单叶，仅枝端的叶有时侧生 1 枚小叶，叶片阔卵形至三角状卵形，先端钝或锐尖，基部圆形或心形，边缘有不整齐的锯齿。花多数，密集成近头状的总状花序，腋生。花冠蝶形，淡紫色或白色。荚果近椭圆形，果皮黑色。见图 23-20。

**辨识要点：豆科草本茎直立，总状花序叶互生。**

【炮制品种】

**1. 补骨脂**　除去杂质。

**2. 盐补骨脂**　取净补骨脂，用盐水拌匀，稍润，炒至略鼓起，晾干（每 100kg 加盐 2.5kg，开水化开）。

**【药材及饮片特点】**

**1. 补骨脂** 呈肾形，略扁，表面黑色、黑褐色或灰褐色，具细微网状皱纹。顶端圆钝，有一小突起，凹侧有果梗痕。质硬。果皮薄，与种子不易分离；种子1枚，子叶2，黄白色，有油性。气香，味辛、微苦。见图23-21。

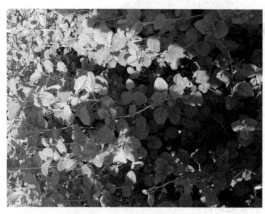

图 23-20 补骨脂植物

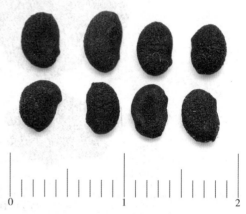

图 23-21 补骨脂药材

**2. 盐补骨脂** 形如补骨脂。表面黑色或黑褐色，微鼓起。气微香，味微咸。

辨识要点：**黑色肾形细网纹，果皮种子不分离，种子油性味辛苦。**

**【性味归经】** 辛、苦，温。归肾、脾经。

**【功效与主治】** 温肾助阳，纳气平喘，温脾止泻，外用消风祛斑。用于肾阳不足，阳痿遗精，遗尿尿频，腰膝冷痛，肾虚作喘，五更泄泻；外用治白癜风，斑秃。

# 菟丝子

**【来源】** 旋花科植物南方菟丝子 *Cuscuta australis* R.Br. 或菟丝子 *Cuscuta chinensis* Lam. 的干燥成熟种子。

**【产地】** 主产于江苏、辽宁、吉林、河北等省。

**【植物形态】** 一年生寄生缠绕性草本，全株无毛。茎细，多分枝，黄色。无绿叶，而有三角状卵形鳞片叶。花多数簇生成近球状的短总状花序，花萼杯状，5裂，花冠白色，钟状，长约为花萼的2倍。蒴果近球形，稍扁，成熟时被花冠全部包住。寄生于草本植物上，以豆类植物常见。见图23-22。

辨识要点：**旋花寄生茎纤细，总状花序黄色茎。**

**【炮制品种】**

**1. 菟丝子** 除去杂质，洗净，晒干。

**2. 盐菟丝子** 取净菟丝子，照盐水炙法炒至微鼓起。

**【药材及饮片特点】**

**1. 菟丝子** 呈类球形，直径1～2mm。表面灰棕色至棕褐色，粗糙，种脐线形或扁圆形。质坚实，不易以指甲压碎。气微，味淡。见图23-23。

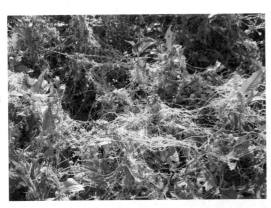

图 23-22　菟丝子植物

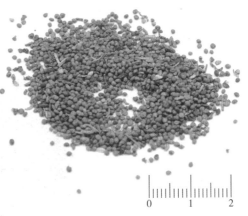

图 23-23　菟丝子药材

**2. 盐菟丝子**　形如菟丝子，表面棕黄色，裂开，略有香气。

**辨识要点：表面粗糙类球形，种脐线形质坚实，盐制裂开有香气。**

【**性味归经**】辛、甘，平。归肝、肾、脾经。

【**功效与主治**】补益肝肾，固精缩尿，安胎，明目，止泻；外用消风祛斑。用于肝肾不足，腰膝酸软，阳痿遗精，遗尿尿频，肾虚胎漏，胎动不安，目昏耳鸣，脾肾虚泻；外治白癜风。

# 沙苑子

【**来源**】豆科植物扁茎黄芪 *Astragalus complanatus* R.Br. 的干燥成熟种子。

【**产地**】主产于陕西（潼关），又名"潼蒺藜"。河北、辽宁、山西、内蒙古等省区亦产。

【**植物形态**】多年生草本。茎较细弱，略扁，基部常倾卧，有白色柔毛。羽状复叶互生，小叶椭圆形，下面有白色柔毛，托叶小，披针形。总状花序腋生，花萼钟形，花冠蝶形，浅黄色。荚果膨胀，纺锤形。见图 23-24。

辨识要点：形似扁肾沙苑子，羽状复叶有互生，嚼之微有豆腥气，一边凹入具种脐。

【**炮制品种**】

**1. 沙苑子**　除去杂质，洗净，干燥。

**2. 盐沙苑子**　取净沙苑子，用盐水拌匀，放锅内炒干，晾凉（每 100kg 加盐 2kg，开水化开）。

【**药材及饮片特点**】

**1. 沙苑子**　略呈肾形而稍扁，表面光滑，褐

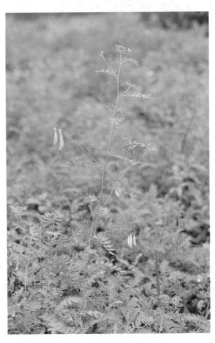

图 23-24　沙苑子植物

绿色或灰褐色，边缘一侧微凹处具圆形种脐。质坚硬，不易破碎。子叶 2，淡黄色，胚根弯曲，长约 1mm。气微，味淡，嚼之有豆腥味。见图 23-25。

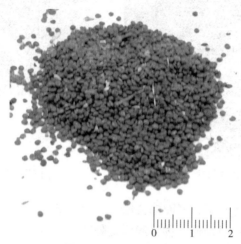

图 23-25 沙苑子药材

**2. 盐沙苑子** 形如沙苑子，表面鼓起，深褐绿色或深灰褐色。气微，味微咸，嚼之有豆腥味。

**辨识要点：表面光滑呈肾形，圆形种脐质坚硬，气微嚼之豆腥味，盐炙之后表面鼓。**

【性味归经】甘，温。归肝、肾经。

【功效与主治】补肾助阳，固精缩尿，养肝明目。用于肾虚腰痛，遗精早泄，遗尿尿频，白浊带下，眩晕，目暗昏花。

# 第三节 补血药

## 当 归

【来源】伞形科植物当归 *Angelica sinensis*（Oliv.）Diels 的干燥根。

【产地】主产于甘肃岷县、武都、漳县、成县、文县等地。

【植物形态】多年生草本。茎带紫色，有纵直槽纹。叶为二至三回奇数羽状复叶，叶柄基部膨大成鞘，叶片卵形；小叶片呈卵形或卵状披针形，近顶端一对无柄，一至二回分裂，裂片边缘有缺刻。复伞形花序顶生，花白色。双悬果椭圆形。见图 23-26。

**辨识要点：伞形花序双悬果，草本茎空叶具鞘。主根粗短支根长，质地柔软色棕黄；奇数羽状复叶起，味甘带辛气浓香。**

【炮制品种】

**1. 当归** 除去杂质，洗净，润透，切薄片，晒干或低温干燥。

**2. 酒当归** 取净当归片，照酒炙法炒干。

**【药材及饮片特点】**

**1.当归**　本品呈类圆形、椭圆形或不规则薄片。外表皮浅棕色至棕褐色，切面黄白色或淡棕黄色，平坦，皮部厚，有裂隙及多数棕色点状分泌腔，木部色较淡，形成黄棕色层环。有浓郁的香气，味甘、辛、微苦。见图 23-27。

**辨识要点：当归切面黄棕环，棕色油点气浓郁。**

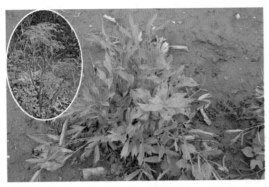

图 23-26　当归植物

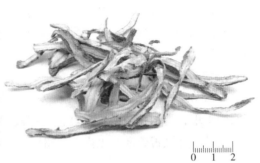

图 23-27　当归药材

**2.酒当归**　本品形同当归，切面深黄色或淡棕黄色，略有焦斑。味甘、微苦，香气浓厚，有酒香气。

**【性味归经】**甘、辛，温。归肝、心、脾经。

**【功效与主治】**补血活血，调经止痛，润肠通便。用于血虚萎黄，眩晕心悸，月经不调，经闭痛经，虚寒腹痛，风湿痹痛，跌扑损伤，痈疽疮疡，肠燥便秘。酒当归活血通经。用于经闭痛经，风湿痹痛，跌扑损伤。

## 熟地黄

**【来源】**玄参科植物地黄 *Rehmannia glutinosa* Libosch. 的块根炮制品。

**【产地】**主产于辽宁、河北、河南、山东、山西、陕西、甘肃、内蒙古、江苏、湖北等省区。

**【炮制品种】**熟地黄　①取净生地黄，照酒炖法炖至酒吸尽，取出，晾晒至外皮黏液稍干时，切厚片或块，干燥，即得。每 100kg 生地黄用黄酒 30～50kg。②取净生地黄，照蒸法蒸至黑润，取出，晒至约八成干时，切厚片或块，干燥，即得。

**【药材及饮片特点】**本品为不规则的块片、碎块，大小、厚薄不一。表面乌黑色，有光泽，黏性大。质柔软而带韧性，不易折断，断面乌黑色，有光泽。气微，味甜。

**辨识要点：熟地通体乌黑色，黏性质韧不易断。**

**【性味归经】**甘，微温。归肝、肾经。

**【功效与主治】**补血滋阴，益精填髓。用于肝肾阴虚，腰膝酸软，骨蒸潮热，盗汗遗精，内热消渴，血虚萎黄，心悸怔忡，月经不调，崩漏下血，眩晕，耳鸣，须发早白。

# 白　芍

【来源】毛茛科植物芍药 *Paeonia lactiflora* Pall. 的干燥根。

【产地】主产于浙江、安徽等地。

【炮制品种】

**1. 白芍**　洗净，润透，切薄片，干燥。

**2. 炒白芍**　取净白芍片，锅内炒至微黄色。

**3. 酒白芍**　取净白芍片，用黄酒喷洒均匀，稍润后放锅内炒至微黄色（每100kg 白芍用黄酒 10kg）。

【药材及饮片特点】

**1. 白芍**　本品呈类圆形薄片。表面类白色或淡红棕色，光洁或有纵皱纹及细根痕，切面较平坦，类白色或微带棕红色，形成层环纹明显，可见稍隆起的筋脉纹呈放射状排列。气微，味微苦、酸。见图 23-28。

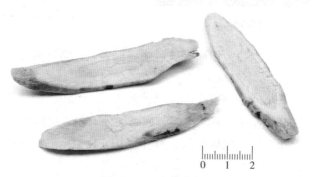

图 23-28　白芍药材

**辨识要点：白芍类白或棕红，形成层环车轮纹。**

**2. 炒白芍**　本品形同白芍片，表面微黄色或淡棕黄色，有的可见焦斑，气微香。

**3. 酒白芍**　本品形同白芍片，表面微黄色或淡棕黄色，有的可见焦斑，微有酒香气。

【性味归经】苦、酸，微寒。归肝、脾经。

【功效与主治】养血调经，敛阴止汗，柔肝止痛，平抑肝阳。用于头痛眩晕，胁痛，腹痛，四肢挛痛，血虚萎黄，月经不调，自汗，盗汗。

# 何首乌

【来源】蓼科植物何首乌 *Polygonum multiflorum* Thunb. 的干燥块根。

【产地】主产于河南、湖北、广西、广东等省区。

【植物形态】多年生缠绕草本。根细长，先端膨大成块根，表面红褐色。茎细有节，单叶互生，卵状心形，先端渐尖，基部心形，无毛；托叶鞘膜质，褐棕色，抱茎。圆锥花序顶生或腋生，花小而密。瘦果具三棱，黑色有光泽，下垂。见图 23-29。

**辨识要点：蓼科植物何首乌，缠绕草本叶互生，托叶鞘呈膜质状，圆锥花序顶腋生。**

【炮制品种】

**1. 生何首乌**　除去杂质，洗净，稍浸，润透，切厚片或块，干燥。

**2. 制何首乌**　取何首乌片或块，照炖法用黑豆汁拌匀，置非铁质的适宜容器内，炖至汁液吸尽；或照蒸法，清蒸或用黑豆汁拌匀后蒸，蒸至内外均呈棕揭色，或晒至半干，切片，干燥。每 100kg 何首乌片（块）用黑豆 10kg。

**3. 黑豆汁制法**　取黑豆 10kg，加水适量，煮约 4 小时，熬汁约 15kg，豆渣再加水煮约 3 小时，熬汁约 10kg，合并得黑豆汁约 25kg。

【药材及饮片特点】

**1. 生何首乌**　本品呈不规则的厚片或块。外表皮红棕色或红褐色，皱缩不平，有浅沟，并有横长皮孔样突起及细根痕。切面浅黄棕色或浅红棕色，显粉性，横切面有的皮部可见云锦状花纹，中央木部较大，有的呈木心。气微，味微苦而甘涩。见图 23-30。

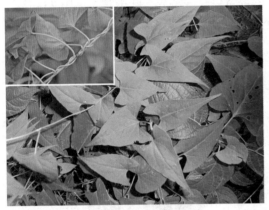

图 23-29　何首乌植物

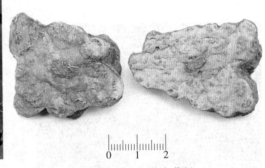

图 23-30　何首乌药材

**2. 制何首乌**　本品呈不规则皱缩状的块片，厚约 1cm。表面黑褐色或棕褐色，凹凸不平。质坚硬，断面角质样，棕褐色或黑色。气微，味微甘而苦涩。

**辨识要点：云锦花纹易辨识，生品红棕显粉性；制品黑褐角质样，气微微甘而苦涩。**

【性味归经】苦、甘、涩，微温。归肝、心、肾经。

【功效与主治】制何首乌补肝肾，益精血，乌须发，强筋骨，化浊降脂。用于血虚萎黄，眩晕耳鸣，须发早白，腰膝酸软，肢体麻木，崩漏带下，高脂血症。生何首乌解毒，消痈，截疟，润肠通便。用于疮痈，瘰疬，风疹瘙痒，久疟体虚，肠燥便秘。

# 第四节　补阴药

## 北沙参

【来源】伞形科植物珊瑚菜 *Glehnia littoralis* Fr.Schmidt ex Miq. 的干燥根。

【产地】主产于江苏、山东等省。

【植物形态】多年生草本，高 5～35cm。主根细长圆柱形。茎大部埋在沙中，一部分露出地面。叶基出，互生，叶柄长，基部鞘状，叶片卵圆形，三出式分裂至二回羽状分裂，最后裂片圆卵形，先端圆或渐尖，基部截形，边缘刺刻，质厚。复伞形花序顶生，花白色，每 1 小伞形花序有花 15～20 朵，花瓣 5，卵状披针形。果实近圆球形，具绒毛。见图 23-31。

辨识要点：北沙参是伞形科，主根细长圆柱形，叶柄长而叶互生，三出分裂花白色，复伞花序为顶生。

【炮制品种】北沙参　除去残茎及杂质，略润，切段，晒干。

【药材及饮片特点】本品呈圆形厚片，表面淡黄白色，略粗糙，偶有残存外皮，不去外皮的表面黄棕色。全体有细纵皱纹及纵沟，并有棕黄色点状细根痕。质脆，易折断，断面皮部浅黄白色，形成层环纹明显，木部黄色。气特异，味微甘。见图 23-32。

辨识要点：沙参外皮略粗糙，全体皱纹及纵沟，点状根痕棕黄色，淡黄角质有环纹。

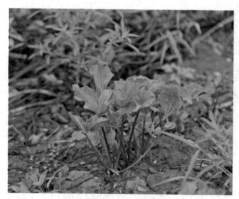

图 23-31　北沙参植物

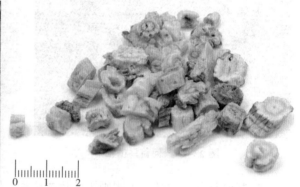

图 23-32　北沙参药材

【性味归经】甘、微苦，微寒。归肺、胃经。

【功效与主治】养阴清肺，益胃生津。用于肺热燥咳，劳嗽痰血，胃阴不足，热病津伤，咽干口渴。

# 百　合

【来源】百合科植物卷丹 *Lilium lancifolium* Thunb.、百合 *Lilium brownii* F.E.Brown var. *viridulum* Baker 或细叶百合 *Lilium pumilum* DC. 的干燥肉质鳞叶。

【炮制品种】

**1. 百合**　除去杂质。

**2. 蜜百合**　取净百合，照蜜炙法炒至不粘手。每 100kg 百合用炼蜜 5kg。

【药材及饮片特点】

**1. 百合**　本品呈长椭圆形，表面黄白色、淡棕黄色或微带紫色，有数条纵直平行的白色维管束。顶端稍尖，基部较宽，边缘薄，微波状，略向内弯曲。质硬而脆，断面较平坦，角质样。无臭，味微苦。见图23-33。

**辨识要点：百合椭圆形瓣片，类白色有纵筋脉，断面平坦角质样。**

**2.蜜百合**　本品形如百合，有蜜香气。

【**性味归经**】甘，寒。归心、肺经。

【**功效与主治**】养阴润肺，清心安神。用于阴虚燥咳，劳嗽咳血，虚烦惊悸，失眠多梦，精神恍惚。

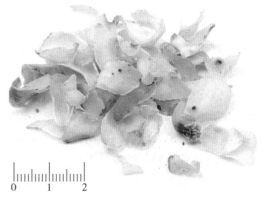

图 23-33　百合药材

# 天　冬

【**来源**】百合科植物天冬 *Asparagus cochinchinensis*（Lour.）Merr. 的块根。

【**产地**】主产于河北、河南、陕西、山西、甘肃、四川、台湾、贵州等省区。

【**炮制品种**】天冬　除去杂质，迅速洗净，切薄片，干燥。

【**药材及饮片特点**】本品呈长纺锤形，略弯曲，表面黄白色至淡黄棕色，半透明，光滑或具深浅不等的纵皱纹，偶有残存的灰棕色外皮。质硬或柔润，有黏性，断面角质样，中柱黄白色。气微，味甜、微苦。见图23-34。

**辨识要点：弯曲纺锤半透明，淡黄棕色纵皱纹，断面角质有黏性。**

【**性味归经**】甘、苦，寒。归肺、肾经。

【**功效与主治**】养阴润燥，清肺生津。用于肺燥干咳，顿咳痰黏，腰膝酸痛，骨蒸潮热，内热消渴，热病津伤，咽干口渴，肠燥便秘。

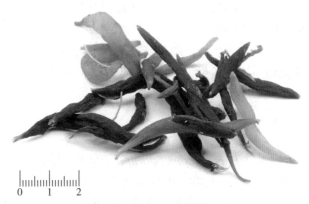

图 23-34　天冬药材

# 麦 冬

【来源】百合科植物麦冬 *Ophiopogon japonicus*（L.f）Ker-Gawl. 的干燥块根。

【产地】主产于浙江及江苏者称杭麦冬，主产于四川绵阳地区者称川麦冬。

【植物形态】多年生草本，高 12～40cm。须根前端或中部常膨大为肉质小块根。叶丛生，长线形，具 3～7 条脉。花葶较叶为短，总状花序穗状，顶生。花微下垂，白色或淡紫色。浆果球形，早期绿色，成熟后暗紫色。见图 23-35。

辨识要点：**麦冬草本根膨大，总状花序叶丛生。**

【炮制品种】麦冬　除去杂质，迅速洗净，润透，轧扁，干燥。

【药材及饮片特点】本品呈纺锤形，两端略尖，表面淡黄色或灰黄色，有细纵纹。质柔韧，断面黄白色，半透明，中柱细小。气微香，味甘、微苦。见图 23-36。

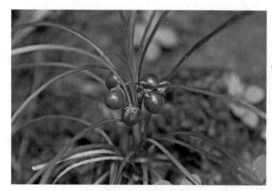

图 23-35　麦冬植物

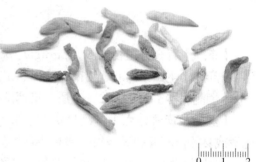

图 23-36　麦冬药材

辨识要点：**两端略尖纺锤形，表面淡黄细纵纹，断面透明小木心。**

【性味归经】甘、微苦，微寒。归心、肺、胃经。

【功效与主治】养阴润肺，益胃生津，清心除烦。用于肺燥干咳，阴虚痨嗽，喉痹咽痛，津伤口渴，内热消渴，心烦失眠，肠燥便秘。

【相似饮片鉴别】天冬与麦冬

相同点：两药入药部位均为块根，均呈纺锤形，半透明，表面有皱纹。

不同点：天冬断面角质样，味甜，质地黏；麦冬断面有细小中心柱（木质部），味甜微苦。

# 玉 竹

【来源】百合科植物玉竹 *Polygonatum odoratum*（Mill.）Druce 的干燥根茎。

【产地】主产于湖南、湖北、江苏、浙江等省。

【植物形态】多年生草本，根茎横生。茎单一。叶互生，无柄，叶片椭圆形至卵状长圆形。花腋生，簇生，花白色。浆果球形，成熟蓝黑色。

辨识要点：**玉竹草本茎单一，叶片无柄为互生。**

**【炮制品种】**

**玉竹** 除去杂质，洗净泥土，闷润至内外湿度均匀，切片，晒干。

**【药材及饮片特点】**本品呈长圆柱形，略扁，少有分枝，长 4 ～ 18cm，直径 0.3 ～ 1.6cm。表面黄白色或淡黄棕色，半透明，具纵皱纹及微隆起的环节，有白色圆点状的须根痕和圆盘状茎痕。质硬而脆或稍软，易折断，断面角质样或显颗粒性。气微，味甘，嚼之发黏。见图 23-37。

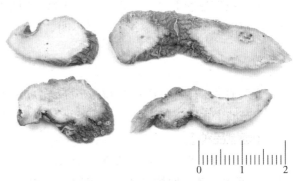

图 23-37 玉竹药材

**辨识要点：** 黄色长圆柱根茎，上有纵行皱缩纹，断面角质味甘黏。

**【性味归经】**甘，微寒。归肺、胃经。

**【功效与主治】**养阴润燥，生津止渴。用于肺胃阴伤，燥热咳嗽，咽干口渴，内热消渴。

# 枸杞子

**【来源】**茄科植物宁夏枸杞 *Lycium barbarum* L. 的干燥成熟果实。

**【产地】**主产于宁夏、甘肃等地区。

**【植物形态】**宁夏枸杞 灌木或小乔木状，高达 2.5m。叶长椭圆状披针形；花萼杯状，2 ～ 3 裂，稀 4 ～ 5 裂；花冠粉红色或紫红色，筒部较裂片稍长。浆果宽椭圆形。根皮呈筒状、槽状，少数为卷片状。外表面灰黄色或土棕黄色，粗糙，具不规则裂纹，易成鳞片状剥落。

**辨识要点：** 枸杞灌木用果实，枝有棘刺叶互生。

**【炮制品种】**枸杞子 簸净杂质，摘去残留的梗和蒂。

**【药材及饮片特点】**本品呈类纺锤形或椭圆形，长 6 ～ 20mm，直径 3 ～ 10mm。表面红色或暗红色，顶端有小凸起状的花柱痕，基部有白色的果梗痕。果皮柔韧，皱缩；果肉肉质，柔润。种子 20 ～ 50 粒，类肾形，扁而翘，长 1.5 ～ 1.9mm，宽 1 ～ 1.7mm，表面浅黄色或棕黄色。气微，味甜。见图 23-38。

**辨识要点：** 皱缩红色果，顶端花柱痕，内藏肾形种，气微味甜补肾好。

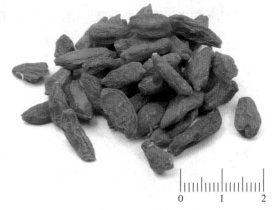

图 23-38 枸杞子药材

【性味归经】甘，平。归肝、肾经。

【功效与主治】滋补肝肾，益精明目。用于虚劳精亏，腰膝酸痛，眩晕耳鸣，阳痿遗精，内热消渴，血虚萎黄，目昏不明。

# 女贞子

【来源】木犀科植物女贞 *Ligustrum lucidum* Ait. 的干燥成熟果实。

【产地】主产于浙江、江苏、湖北、湖南、江西等地。

【炮制品种】

**1. 女贞子**　除去杂质，洗净，干燥。

**2. 酒女贞子**　取拣净的女贞子用黄酒拌匀，放入罐内或其他容器内，封严，再放入加水的锅内，蒸至酒被吸尽，取出晾干（每 100kg 女贞子用黄酒 20kg）。

【药材及饮片特点】

**1. 女贞子**　呈卵形、椭圆形或肾形，表面黑紫色或灰黑色，皱缩不平，基部有果梗痕或具宿萼及短梗。体轻。外果皮薄，中果皮较松软，易剥离，内果皮木质，黄棕色，具纵棱，破开后种子通常为 1 粒，肾形，紫黑色，油性。气微，味甘、微苦涩。见图 23-39。

**2. 酒女贞子**　形如女贞子，表面黑褐色或灰黑色，常附有白色粉霜。微有酒香气。

辨识要点：皱缩黑紫果，外有三层皮，内藏肾形种，酒制有白霜。

【性味归经】甘、苦，凉。归肝、肾经。

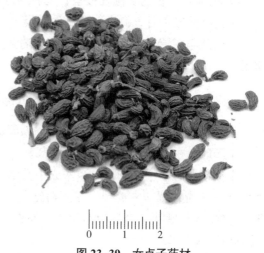

图 23-39　女贞子药材

【功效与主治】滋补肝肾，明目乌发。用于肝肾阴虚，眩晕耳鸣，腰膝酸软，须发早白，目暗不明，内热消渴，骨蒸潮热。

# 第二十四章　收敛固涩药

## 山茱萸

【来源】山茱萸科植物山茱萸 *Cornus officinalis* Sieb.et Zucc. 的干燥成熟果肉。

【产地】主产于浙江临安、淳安及河南、安徽等省。

【植物形态】落叶小乔木，高约4m。单叶对生，叶片卵形或椭圆形，先端渐尖，全缘，叶背具白色丁字形毛，侧脉5～7对，弧形平行排列。伞形花序，花先叶开放，花瓣黄色。核果长椭圆形，熟后深红色。见图24-1。

辨识要点：**山茱萸为小乔木，单叶对生弧形脉。伞形花序黄色花，先叶开放果深红。**

【炮制品种】

**1. 山萸肉**　除去杂质和残留果核。

**2. 酒萸肉**　取净山萸肉，照酒炖法或酒蒸法炖或蒸至酒吸尽。

【药材及饮片特点】

**1. 山萸肉**　本品呈不规则的片状或囊状。表面紫红色至紫黑色，皱缩，有光泽。顶端有的有圆形宿萼痕，基部有果梗痕。质柔软。气微，味酸、涩、微苦。见图24-2。

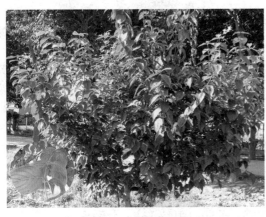

图24-1　山茱萸植物

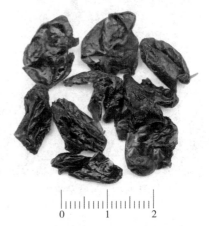

图24-2　山茱萸饮片

**2. 酒萸肉**　形如山茱萸，表面紫黑色或黑色，质滋润柔软。微有酒香气。

辨识要点：**紫红皱缩有光泽，质软气微味酸涩。**

【性味归经】酸、涩，微温。归肝、肾经。

**【功效与主治】**补益肝肾，收涩固脱。用于眩晕耳鸣，腰膝酸痛，阳痿遗精，遗尿尿频，崩漏带下，大汗虚脱，内热消渴。

# 五味子

**【来源】**木兰科植物五味子 *Schisandra chinesis*（Turcz.）Baill 的干燥成熟果实。习称"北五味子"。

**【产地】**主产于黑龙江、辽宁、吉林、河北等地。

**【植物形态】**落叶木质藤本。幼枝红褐色，老枝灰褐色，稍有棱角。叶互生，膜质；叶片倒卵形或卵状椭圆形，长 5～10cm，宽 3～5cm，先端急尖或渐失，基部楔形，边缘有腺状细齿，上面光滑无毛，下面叶脉上幼时有短柔毛。花多为单性，雌雄异株，花单生或丛生于叶腋，乳白色或粉红色。小浆果球形，成熟时红色。种子1～2，肾形，淡褐色有光泽。见图24-3。

辨识要点：**木质藤本五味子，膜质叶片交互生。雌雄异株花单性，球形浆果肾形种。**

**【炮制品种】**

**1. 五味子**　除去杂质。用时捣碎。

**2. 醋五味子**　取净五味子，照醋蒸法蒸至黑色。用时捣碎。

**【药材及饮片特点】**

**1. 五味子**　呈不规则的球形或扁球形，表面红色、紫红色或暗红色，皱缩，显油润；有的表面呈黑红色或出现"白霜"。果肉柔软，种子1～2，肾形，表面棕黄色，有光泽，种皮薄而脆。果肉气微，味酸；种子破碎后，有香气，味辛、微苦。见图24-4。

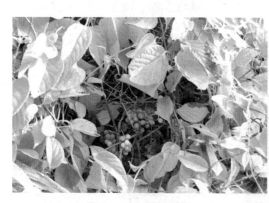

图 24-3　五味子植物

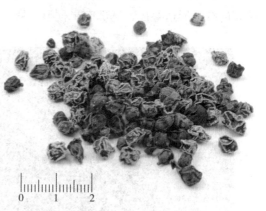

图 24-4　五味子药材

**2. 醋五味子**　形如五味子，表面乌黑色，油润，稍有光泽。有醋香气。

辨识要点：**暗红皱缩扁球果，果肉柔软味道酸；种子肾形棕黄色，五味俱全美其名。**

**【性味归经】**酸、甘，温。归肺、心、肾经。

**【功效与主治】**收敛固涩，益气生津，补肾宁心。用于久嗽虚喘，梦遗滑精，遗尿尿频，久泻不止，自汗盗汗，津伤口渴，内热消渴，心悸失眠。

# 附　篇

## 第二十五章　中药功效鉴别

　　中药学是研究中药基本理论和各种中药来源、采制、性能、功效及临床应用等知识的一门学科。其包含的内容繁杂，而系统性却不强。现行《中药学》教材均是按照药物主要功效分章来介绍的，但由于所列药物数量繁多，来源复杂，并且一药多效，同一药物不同炮制品种之间又存在功用上的差别，使各种中药的功效应用不易记忆，容易混淆，给《中药学》的学习带来了很大难度。

　　有些药物虽属同一章节，性能功效相似，但因各自又具有自己的药性特点而应用有差别。如发散风寒药中的麻黄、桂枝，均能发汗解表，治疗外感风寒表证，此为两药共性。但麻黄发汗力强，主治外感风寒表实证，桂枝发汗力缓，又能温通卫阳，对于外感风寒，不论表实无汗、表虚有汗均可应用。而麻黄又能宣肺平喘、利水消肿，主治咳喘及风水水肿。桂枝又能温通经脉，助阳化气，主治寒凝血滞诸痛证及痰饮、蓄水证，此为两药个性。诸如此类药物在中药学中占相当大的比例。

　　有些药物虽然来源相同，但因入药部位不同，其功效及应用亦有差别，有的甚至截然相反。如桑叶、桑枝、桑椹、桑白皮均来源于桑科植物桑，功效却有疏散风热、祛风通络、补益肝肾、泻肺平喘之别。再如麻黄与麻黄根，虽为同本植物，却有发汗与敛汗完全相反的功效。

　　有些药物因炮制方法不同而性能功效亦不相同。如姜，新鲜根茎名生姜，辛散之力较强，具有发汗解表、温中止呕、温肺止咳之功。干燥根茎名干姜，辛散之力减弱，而温热之力增强，具有温中散寒、回阳救逆、温肺化饮之功。干姜炒后名炮姜，温里作用减弱，而长于温经止血。因大部分药物均需加工炮制后才能使用，所以此类因炮制不同而药性有别情况应予以重视。

　　有些药物虽然主治病证或症状相同，但因性能存在差异，而临床应用亦有差别。如同为安胎药，均可治疗胎动不安，紫苏理气安胎，主治胎气上逆胎动不安；黄芩清热安胎，主治怀胎蕴热胎动不安、桑寄生补肝肾安胎，主治肝肾亏虚胎动不安、艾叶温经止血安胎，主治下焦虚寒，冲任不固之胎动不安；白术补气健脾安胎，主治脾虚胎动不安。

针对以上特点，我们应用归纳总结的方法，将临床常用易混淆药物进行分类对比，归纳为药性功效相近药物的比较、同出一物的药物比较、名称相似而功用不同药物比较、治疗相同病证或症状的药物性能比较五部分内容，希望这种归纳总结的方法有助于同学们理解、记忆及对《中药学》的系统性学习，能有效地指导临床用药，并为今后的中医临床课程打下良好基础。

# 第一节  功效相近药物的比较

### 1. 麻黄与桂枝

（1）相同点：均具辛温之性，归肺、膀胱经，善走肌表，具有发汗解表之功，治疗外感风寒表证，常相须为用。

（2）不同点

**桂枝**：发汗之力逊于麻黄，但兼助卫阳，外感风寒表实、表虚证均可应用。又具温经通脉、助阳化气之功，用于寒凝血滞诸痛及痰饮、蓄水等证。

**麻黄**：发汗解表力强，善治外感风寒，表实无汗者。又能宣肺平喘，利水消肿，用于咳喘属实证者及风水水肿。

### 2. 荆芥与防风

（1）相同点：均味辛，性微温而不燥，善于祛风解表，对于外感表证，无论是风寒表证、风热表证或寒热不明显者均可使用。二者均可用于风疹瘙痒。

（2）不同点

**荆芥**：质轻透散，又能透疹消疮，炒炭止血，用治麻疹初起疹出不畅，疮疡初起兼有表证者及各种出血证。

**防风**：质松而润，祛风之力较强，既祛外风又息内风，为"治风之通用药"、"风药之润剂"，又具胜湿、止痛、止痉之功，用于外感风湿，头痛如裹、身重肢痛、风湿痹痛、破伤风角弓反张等。

### 3. 薄荷、牛蒡子、蝉蜕

（1）相同点：三药皆能疏散风热、利咽透疹，均可用于外感风热表证及温病初起；麻疹初起之透发不畅；风疹瘙痒；风热上攻之咽喉肿痛等证。

（2）不同点

**薄荷**：辛凉芳香，清轻凉散，发汗之力较强，故对于外感风热、发热无汗者，薄荷为首选。且薄荷又能清利头目、疏肝行气，用于风热上之攻头痛目赤，肝郁气滞等证。

**牛蒡子**：辛散苦泄，性寒滑利，兼能宣肺祛痰，故外感风热、发热咳嗽、咯痰不畅者，牛蒡子尤为适宜。同时，牛蒡子外散风热而内解热毒，有清热解毒散肿之功，又用治痈肿疮毒、丹毒、痄腮、咽喉肿痛等热毒证。

**蝉蜕：** 甘寒质轻，既能疏散肺经风热而利咽透疹、止痒，又善于疏散肝经风热而明目退翳，凉肝息风止痉，用于麻疹不透、风疹瘙痒、目赤翳障、惊风抽搐等证。

#### 4. 桑叶与菊花

（1）相同点：皆能疏散风热，平抑肝阳，清肝明目，用治风热感冒或温病初起，发热、微恶风寒、头痛；肝阳上亢，头痛眩晕；风热上攻或肝火上炎所致的目赤肿痛，以及肝肾精血不足，目暗昏花等证，常相须为用。

（2）不同点

**桑叶：** 疏散风热之力较强，又能清肺润燥，凉血止血，还可用治肺热、燥热咳嗽及血热妄行之咳血、吐血等证。

**菊花：** 平肝、清肝明目之力较强，又能清热解毒，还可用治疮痈肿毒。

#### 5. 柴胡、升麻、葛根

（1）相同点：三者皆能发表、升阳，均可用治风热感冒、发热、头痛，以及清阳不升等证。

（2）不同点：柴胡、升麻两者均能升阳举陷，用治气虚下陷、食少便溏、久泻脱肛、脏器脱垂；升麻、葛根两者又能透疹，常用治麻疹初起、透发不畅。但柴胡主升肝胆之气，长于疏散少阳半表半里之邪、退热，疏肝解郁，为治疗少阳证的要药，又常用于伤寒邪在少阳，寒热往来、胸胁苦满、口苦咽干、目眩；感冒发热；肝郁气滞，胸胁胀痛、月经不调、痛经等证。升麻主升脾胃清阳之气，其升提（升阳举陷）之力较柴胡为强，并善于清热解毒，又常用于多种热毒病证。葛根主升脾胃清阳之气而达到生津止渴、止泻之功，常用于热病烦渴，阴虚消渴；热泄热痢，脾虚泄泻。同时，葛根解肌退热，对于外感表证，发热恶寒、头痛无汗、项背强痛，无论风寒表证、风热表证，均可使用。且葛根能通经活络，也可用治眩晕头痛，中风偏瘫，胸痹心痛。

#### 6. 石膏与知母

（1）相同点：均能清热泻火，清泄气分实热及肺胃实热，用治温热病气分热盛及肺热咳嗽、胃热牙痛等证。

（2）不同点

**石膏：** 泻火之中长于清解，重在清泻肺胃实火，兼能外散肌表郁热，肺热喘咳、胃火头痛、牙痛多用。

**知母：** 泻火之中长于清润，兼能滋肾阴泻相火，肺热燥咳、内热骨蒸、消渴者多选。

#### 7. 黄芩、黄连、黄柏

（1）相同点：三药性味皆苦寒，以清热燥湿、泻火解毒为主要功效，用治湿热内盛或热毒炽盛之证，常相须为用。

（2）不同点

**黄芩：** 善除上焦湿热，主泻肺火，用治湿温、暑湿，肺热咳嗽及上焦热盛之证。且止血安胎，用于怀胎蕴热的胎动不安。

**黄连：** 大苦大寒，主除中焦及大肠经湿热，用治中焦湿热证及湿热泻痢。偏泻中焦胃火，长于泻心火，胃火及心经热盛之证多用。

**黄柏**：苦寒沉降，主除下焦湿热。偏泻下焦相火，除骨蒸，退虚热。湿热下注诸证及骨蒸劳热者常用。

**8. 连翘与金银花**

（1）相同点：两药均有清热解毒作用，既能透热达表，又能清里热而解毒。对外感风热、温病初起、热毒疮疡等证常相须为用。

（2）不同点

**连翘**：清心解毒之力强，并善于消痈散结，为疮家圣药，亦治瘰疬痰核。

**金银花**：疏散表热之效优，且炒炭后善凉血止痢，又可治热毒血痢。

**9. 玄参与生地黄**

（1）相同点：两药均能清热凉血、养阴生津，用治热入营血、热病伤阴、阴虚内热等证，常相须为用。

（2）不同点

**玄参**：泻火解毒力较强，故咽喉肿痛、痰火瘰疬多用。

**生地黄**：清热凉血力较大，故血热出血、内热消渴多用。

**10. 大黄与芒硝**

（1）相同点：两药均为苦寒攻下之品，常相须为用治疗热结便秘证。

（2）不同点

**大黄**：味苦泻下力强，有荡涤肠胃、推陈致新之功，为治热结便秘之主药。

**芒硝**：味咸，可软坚泻下，善除燥屎坚结。

**11. 甘遂、大戟、芫花**

（1）相同点：均属峻烈有毒之品，功能泻水逐饮，用治水肿、臌胀、胸胁停饮之证。其中甘遂、大戟生品外用均可消肿散结，治痈肿疮毒。三者均有毒，且不宜与甘草同用；内服时，多醋制，可降低其毒性。

（2）不同点

**甘遂**：苦泄逐水力最强，毒性最小。善行经隧之水湿，临床多用于腹水。

**大戟**：药力较甘遂稍逊，毒性较大。偏行脏腑水湿，用于腹水。

**芫花**：泻水逐饮之力最弱而毒性最大，质轻上行入肺，善泻胸胁水饮，治疗喘咳，痛引胸胁；并能祛痰止咳。

**12. 蚕沙与木瓜**

（1）相同点：均能祛风湿、和胃化湿，以治湿痹拘挛及湿阻中焦之吐泻转筋。

（2）不同点

**蚕沙**：作用较缓，又善祛风，故凡风湿痹痛，不论风重、湿重均可应用。

**木瓜**：善舒筋活络，长于治筋脉拘挛，除常用于湿阻中焦吐泻转筋外，也可用于血虚肝旺，筋脉失养，挛急疼痛等。

**13. 苍术、藿香、佩兰**

（1）相同点：三药均为芳香化湿药，具有化湿之功，用于湿阻中焦证。

（2）不同点：苍术苦温燥烈，可燥湿健脾，不仅适用于湿阻中焦证，亦可用于风湿痹证；而藿香、佩兰性微温或平，以化湿醒脾为主，多用于湿邪困脾之证。

**14. 厚朴与苍术**

（1）相同点：两药苦温性燥，具有燥湿之功，常相须为用治疗湿阻中焦之证。

（2）不同点

**厚朴**：以苦味为重，苦降下气，消积除胀满，又下气消痰平喘，既可除无形之湿满，又可消有形之实满，为消除胀满的要药。

**苍术**：辛散温燥为主，为治湿阻中焦之要药，又可祛风湿，止痛。

**15. 豆蔻与砂仁**

（1）相同点：两药同为化湿药，具有化湿行气、温中止呕、止泻之功，常相须为用，用治湿阻中焦及脾胃气滞证。

（2）不同点：豆蔻化湿行气之力偏在中上焦，而砂仁偏在中下焦。故豆蔻临床上可用于湿温痞闷，温中偏胃而善止呕；砂仁化湿行气力略胜，温中重在脾而善止泻。

**16. 薏苡仁与茯苓**

（1）相同点：两药均利水消肿，渗湿，健脾。

（2）不同点：薏苡仁性凉而清热，排脓消痈，又擅除痹。而茯苓性平，且补益心脾，宁心安神。

**17. 附子、干姜、肉桂**

（1）相同点：三药性味均辛热，能温中散寒止痛，用治脾胃虚寒之脘腹冷痛、大便溏泄等。

（2）不同点：干姜主入脾胃，长于温中散寒、健运脾阳而止呕；肉桂、附子味甘而大热，散寒止痛力强，善治脘腹冷痛甚者及寒湿痹痛证，二者又能补火助阳，用治肾阳虚证及脾肾阳虚证。肉桂还能引火归原、温经通脉，用治虚阳上浮及胸痹、阴疽、闭经、痛经等。附子、干姜能回阳救逆，用治亡阳证。此功附子力强，干姜力弱，常相须为用。干姜尚能温肺化饮，用治肺寒痰饮咳喘。

**18. 木香与香附**

（1）相同点：两药均有理气止痛之功，并能宽中消食，治疗脾胃气滞、脘腹胀痛、食少诸症。

（2）不同点

**木香**：药性偏燥，主入脾胃，善治脾胃气滞之食积不化，脘腹胀痛，泄痢里急后重，兼可用于治疗胁痛、黄疸、疝气疼痛以及胸痹心痛，为理气止痛之要药。

**香附**：性质平和，主入肝经，以疏肝解郁、调经止痛见长，主治肝气郁结之胁肋胀痛、乳房胀痛、月经不调、癥瘕疼痛等症，为妇科调经之要药。

**19. 莱菔子与山楂**

（1）相同点：两药均有良好的消食化积之功，主治食积证。

（2）不同点：山楂长于消积化滞，主治肉食积滞；而莱菔子尤善消食行气消胀，主治食积气滞证。

**20. 大蓟与小蓟**

（1）相同点：二者均能凉血止血，散瘀解毒消痈，广泛用治血热出血诸证及热毒疮疡。

（2）不同点：大蓟散瘀消痈力强，止血作用广泛，故对吐血、咯血及崩漏下血尤为适宜；小蓟兼能利尿通淋，故以治血尿、血淋为佳。

**21. 地榆与槐花**

（1）相同点：地榆、槐花均能凉血止血，用治血热妄行之出血诸证，因其性下行，故以治下部出血证为宜。

（2）不同点

**地榆：** 凉血之中兼能收涩，凡下部之血热出血，诸如便血、痔血、崩漏、血痢等皆宜。

**槐花：** 无收涩之性，其止血功在大肠，故以治便血、痔血为佳。

**22. 香附与郁金**

（1）相同点：香附与郁金均能疏肝解郁，可用于肝气郁结之证。

（2）不同点

**香附：** 药性偏温，专入气分，善疏肝行气，调经止痛，长于治疗肝郁气滞之月经不调。

**郁金：** 药性偏寒，既入血分，又入气分，善活血止痛，行气解郁，长于治疗肝郁气滞血瘀之痛证。

**23. 益母草与泽兰**

（1）相同点：两药均能活血调经、祛瘀消痈、利水消肿，常用于妇科经产血瘀病证及跌打损伤、瘀肿疼痛、疮痈肿毒、水肿等证。

（2）不同点：益母草辛散苦泄之力较强，性寒又能清热解毒，其活血、解毒、利水作用较泽兰为强，临床应用亦更广。

**24. 半夏与天南星**

（1）相同点：两药药性辛温有毒，均为燥湿化痰要药，善治湿痰、寒痰。生品外用消肿止痛。

（2）不同点

**半夏：** 主入脾、肺，重在治脏腑湿痰，且能降逆止呕，治湿痰阻胃、恶心呕吐；散结消痞，治瘿瘤痰核等。

**天南星：** 善入经络，偏于祛风痰而能解痉止厥，善治风痰证，如中风、口眼㖞斜、破伤风等。

**25. 白前与前胡**

（1）相同点：两药均能降气化痰，治疗肺气上逆，咳喘痰多，常相须为用。

（2）不同点：白前性温，祛痰作用较强，多用于内伤寒痰咳喘；前胡性偏寒，兼能疏散风热，尤多用于外感风热或痰热咳喘。

**26. 款冬花与紫菀**

（1）相同点：两药其性皆温，但温而不燥，既可化痰，又能润肺，咳嗽无论寒热虚实，病程长短均可用之。

（2）不同点：款冬花重在止咳，紫菀尤善祛痰。古今治咳喘诸方中，二者每多同用，则止咳化痰之效益彰。

**27. 桑白皮与葶苈子**

（1）相同点：两药均能泻肺平喘，利水消肿，治疗肺热及肺中水气，痰饮咳喘以及水肿，常相须为用。

（2）不同点

**桑白皮**：药性较缓，长于清肺热，降肺火，多用于肺热咳喘，痰黄及皮肤水肿。

**葶苈子**：药力较峻，重在泻肺中水气、痰涎，对邪盛喘满不得卧者尤宜，其利水力量也强，可兼治臌胀、胸腹积水之证。

**28. 磁石与朱砂**

（1）相同点：两药均为重镇安神常用药，皆质重性寒入心经，均能镇心安神。

（2）不同点

**磁石**：益肾阴、潜肝阳，主治肾虚肝旺，肝火扰心之心神不宁。

**朱砂**：镇心、清心而安神，善治心火亢盛之心神不安。

**29. 柏子仁与酸枣仁**

（1）相同点：两药皆味甘性平，均有养心安神之功，用治阴血不足、心神失养所致的心悸怔忡、失眠、健忘等症，常相须为用。

（2）不同点

**柏子仁**：质润多脂，能润肠通便而治肠燥便秘。

**酸枣仁**：安神作用较强，且能收敛止汗，也可用治体虚自汗、盗汗。

**30. 石决明与决明子**

（1）相同点：两药均有清肝明目之功效，皆可用治目赤肿痛、翳障等偏于肝热者。

（2）不同点

**石决明**：咸寒质重，凉肝镇肝，滋养肝阴，故无论实证、虚证之目疾均可应用，多用于血虚肝热之羞明、目暗、青盲等。

**决明子**：苦寒，功偏清泻肝火而明目，常用治肝经实火之目赤肿痛。

**31. 珍珠母与石决明**

（1）相同点：两药皆为贝类咸寒之品，均能平肝潜阳，清肝明目，用治肝阳上亢、肝经有热之头痛、眩晕、耳鸣及肝热目疾，目昏翳障等症。

（2）不同点

**石决明**：清肝明目作用力强，又有滋养肝阴之功，尤适宜于血虚肝热之羞明、目暗、青盲等目疾，以及阴虚阳亢之眩晕、耳鸣等证。

**珍珠母**：又入心经，有镇惊安神之效，故失眠、烦躁、心神不宁等神志疾病多用之。

**32. 龙骨与牡蛎**

（1）相同点：两药均有重镇安神、平肝潜阳、收敛固涩作用，均可用治心神不安、惊悸失眠、阴虚阳亢、头晕目眩及各种滑脱证。

（2）不同点：龙骨长于镇惊安神，且收敛固涩力优于牡蛎；牡蛎平肝潜阳功效显著，又有软坚散结之功。

**33. 钩藤、羚羊角、天麻**

（1）相同点：三药均有平肝息风、平肝潜阳之功，均可治肝风内动、肝阳上亢之证。

（2）不同点：钩藤性凉，轻清透达，长于清热息风，用治小儿高热惊风轻证为宜；羚羊角性寒，清热力强，除用治热极生风证外，又能清心解毒，多用于高热神昏，热毒发斑等症；天麻甘平质润，清热之力不及钩藤、羚羊角，但肝风内动、惊痫抽搐之寒热虚实皆可配伍应用，且能祛风止痛。

**34. 蜈蚣与全蝎**

（1）相同点：蜈蚣、全蝎皆有息风镇痉、解毒散结、通络止痛之功效，二药相须有协同增效作用。

（2）不同点

**全蝎：**性平，息风镇痉，攻毒散结之力不及蜈蚣。

**蜈蚣：**力猛性燥，善走窜通达，息风镇痉功效较强，又攻毒疗疮，通痹止痛疗效亦佳。

**35. 冰片与麝香**

（1）相同点：两药同为开窍醒神之品，均可用治热病神昏、中风痰厥、气郁窍闭、中恶昏迷等闭证。

（2）不同点：麝香开窍力强而冰片力逊，麝香为温开之品，冰片为凉开之剂，但又常相须为用。

二者均可消肿止痛、生肌敛疮，外用治疮疡肿毒。但冰片性偏寒凉，以清热泻火止痛见长，善治口齿、咽喉、耳目之疾，外用有清热止痛、防腐止痒、明目退翳之功；麝香辛温、治疮痈肿毒多以活血散结、消肿止痛功效为用。二者均应入丸、散使用，不入煎剂。

**36. 人参与西洋参**

（1）相同点：均有补益元气之功，可用于气虚欲脱之气短神疲、脉细无力等症；皆能补脾肺之气，可以主治脾肺气虚之证；此二药还有益气生津作用，均常用于津伤口渴和消渴证。

（2）不同点

**人参：**益气救脱之力较强，单用即可收效；人参尚能补益心肾之气，安神增智，还常用于失眠、健忘、心悸怔忡及肾不纳气之虚喘气短。

**西洋参：**偏于苦寒，兼能补阴，较宜于热病等所致的气阴两脱者；还用于脾肺气阴两虚之证。

### 37. 人参与党参

（1）相同点：均具有补脾气、补肺气、益气生津、益气生血及扶正祛邪之功，均可用于脾气虚、肺气虚、津伤口渴、消渴、血虚及气虚邪实之证。

（2）不同点：党参性味甘平，作用缓和，药力薄弱，古方用以主治以上轻证和慢性疾患者，可用党参加大用量代替，而急症、重症仍以人参为宜。但党参不具有人参益气救脱之功，凡元气虚脱之证，应以人参急救虚脱，不能以党参代替。此外，人参还长于益气助阳，安神增智，而党参则类似作用不明显。但党参兼有补血之功。

### 38. 西洋参与太子参

（1）相同点：两药均为气阴双补之品，均具有益脾肺之气、补脾肺之阴、生津止渴之功。

（2）不同点：太子参性平力薄，其补气、养阴、生津与清火之力俱不及西洋参。凡气阴不足之轻证、火不盛者及小儿，宜用太子参，气阴两伤而火较盛者，当用西洋参。

### 39. 人参、党参、黄芪

（1）相同点：三药皆具有补气及补气生津、补气生血之功效，且常相须为用，能相互增强疗效。

（2）不同点：人参作用较强，被誉为补气第一要药，并具有益气救脱、安神增智、补气助阳之功。党参补气之力较为平和，专于补益脾肺之气，兼能补血。黄芪补益元气之力不及人参，但长于补气升阳、益卫固表、托疮生肌、利水退肿，尤宜于脾虚气陷及表虚自汗等证。

### 40. 鹿茸与紫河车

（1）相同点：鹿茸与紫河车皆能补肾阳，益精血，为滋补强壮之要药。

（2）不同点

**鹿茸**：补阳力强，为峻补之品，用于肾阳虚之重证；且使阳生阴长，而用于精血亏虚诸证。

**紫河车**：养阴力强，而使阴长阳生，兼能大补气血，用于气血不足，虚损劳伤诸证。

### 41. 补骨脂与益智仁

（1）相同点：两药均味辛性温热，归脾肾经，均能补肾助阳，固精缩尿，温脾止泻，都可用治肾阳不足的遗精滑精，遗尿尿频，以及脾肾阳虚的泄泻不止等证。二者常相须为用。

（2）不同点：补骨脂助阳的力量强，作用偏于肾，长于补肾壮阳，肾阳不足，命门火衰的腰膝冷痛，阳痿等证，补骨脂多用。也可用治肾不纳气的虚喘，能补肾阳而纳气平喘。益智仁则助阳之力较补骨脂为弱，作用偏于脾，长于温脾开胃摄唾，中气虚寒，食少多唾，小儿流涎不止，腹中冷痛者，益智仁多用。

### 42. 黄精与山药

（1）相同点：均性味甘平，主归肺、脾、肾三脏，为气阴双补之品。

（2）不同点：黄精滋肾之力强于山药，而山药长于健脾，并兼有涩性，较宜于脾胃气阴两伤，食少便溏及带下等证。

### 43. 芡实与莲子

（1）相同点：两者均甘、涩、平，归脾、肾经。功能固精益肾、补脾止泻止带，其补中兼涩，主治肾虚遗精、遗尿；脾虚食少泄泻；脾肾两虚之带下等。

（2）不同点：但芡实益脾肾固涩之中，兼能除湿止带，故为虚实带下证常用之品。

### 44. 苦杏仁与桃仁

（1）相同点：两药均质润多脂，可润燥滑肠，用于肠燥便秘证；二者亦味苦降泄，归肺经，均可止咳平喘，用于咳喘痰多等症。

（2）不同点：桃仁还入心肝血分，祛瘀力强，为治多种瘀血阻滞病证的常用药，也可用于热毒瘀血所致的肺痈、肠痈。

# 第二节  同出一物的药物比较

### 1. 芦根与苇茎

（1）相同点：二者出自同一种植物（均为禾本科植物芦苇），功效相近。均有清热泻火，生津止渴，除烦，止呕，利尿之功。

（2）不同点：芦根为芦苇的根茎，苇茎为芦苇的嫩茎；芦根长于生津止渴，苇茎长于清透肺热。

### 2. 栀子皮、栀子仁、生栀子、焦栀子

（1）相同点：以上三药均来源于茜草科植物栀子。

（2）不同点：栀子皮（果皮）偏于达表而去肌肤之热；栀子仁（种子）偏于走里而清内热；生栀子走气分而泻火，焦栀子入血分而止血。

### 3. 大青叶、青黛、板蓝根

（1）相同点：大青叶为十字花科植物菘蓝的干燥叶；板蓝根为十字花科植物菘蓝的干燥根；青黛为爵床科植物马蓝、蓼科植物蓼蓝或十字花科植物菘蓝的叶或茎叶经加工制得的干燥粉末、团块或颗粒。三者大体同出一源，功效亦相近，皆有清热解毒、凉血消斑之作用。

（2）不同点

**大青叶：** 凉血消斑力强，主要用于治疗温热病热入营血、发斑发疹。

**板蓝根：** 解毒利咽效著，主要用于热毒、温毒所致的痄腮、烂喉丹痧、丹毒、大头瘟疫等证。

**青黛：** 清肝定惊功胜，主要用于肝经实火导致的惊痫抽搐等证。

### 4. 肉桂与桂枝

（1）相同点：均来源于樟科植物肉桂，前者用的是树皮，而后者用的是嫩枝。二者性味均辛、甘、温，可散寒止痛、温经通脉，主治寒凝血滞之胸痹、闭经、痛经、风寒湿痹证。

（2）不同点

**肉桂**：善于温里寒，用治里寒证；又能补火助阳，引火归原，用治肾阳不足、命门火衰之阳痿宫冷；下元虚衰，虚阳上浮之虚喘、心悸等。

**桂枝**：长于散表寒，用治风寒表证；又能助阳化气，用治痰饮及蓄水证。

**5. 郁金与姜黄**

（1）相同点：均来源于姜科植物姜黄，郁金用的是干燥块根，姜黄用的是干燥根茎，都能活血散瘀、行气止痛，用于气滞血瘀之证。

（2）不同点

**姜黄**：辛温行散，祛瘀力强，以治寒凝气滞血瘀之证为好，且可祛风通痹而用于风湿痹痛。

**郁金**：苦寒降泄，行气力强，且能凉血，以治血热瘀滞之证为宜，又能利胆退黄，清心解郁而用于湿热黄疸、热病神昏等证。

**6. 全瓜蒌、瓜蒌皮、瓜蒌仁**

（1）相同点：三药均来源于葫芦科植物栝楼或双边栝楼。

（2）不同点：瓜蒌皮之功，重在清热化痰，宽胸理气；瓜蒌仁之功重在润燥化痰，润肠通便；全瓜蒌则兼有瓜蒌皮、瓜蒌仁之功效。

**7. 竹茹、竹沥、天竺黄**

（1）相同点：三药均来源于竹，性寒，均可清热化痰，治痰热咳喘。竹沥、天竺黄又可定惊，用治热病或痰热而致的惊风，癫痫，中风昏迷，喉间痰鸣。

（2）不同点：天竺黄定惊之力尤胜，多用于小儿惊风，热病神昏；竹沥性寒滑利，清热涤痰力强，大人惊痫中风，肺热顽痰胶结难咯者多用；竹茹长于清心除烦，多用治痰热扰心的心烦，失眠。

**8. 珍珠与珍珠母**

（1）相同点：两药来源同一动物体，均有镇心安神、清肝明目、退翳、敛疮之功效，均可用治心悸失眠、心神不宁及肝火上攻之目赤、翳障及湿疮溃烂等患。

（2）不同点

**珍珠**：重在镇惊安神，多用治心悸失眠、心神不宁、惊风、癫痫等证，且敛疮生肌力好。

**珍珠母**：重在平肝潜阳，多用治肝阳上亢、肝火上攻之眩晕，其安神、敛疮作用均不如珍珠，且无生肌之功。

**9. 鹿角、鹿角胶、鹿角霜**

（1）相同点：三药均来源于鹿科动物马鹿或梅花鹿已骨化的角或锯茸后翌年春季脱落的角基。

（2）不同点：鹿角为梅花鹿和各种雄鹿已成长骨化的角。味咸，性温。归肝、肾经。功能补肾助阳，强筋健骨。可做鹿茸之代用品，惟效力较弱。兼活血散瘀消肿。临床多用于疮疡肿毒、乳痈、产后瘀血腹痛、腰痛、胞衣不下等。内服或外敷均可。水煎服或研末服。外用磨汁涂或锉末敷。阴虚火旺者忌服。

鹿角胶为鹿角煎熬浓缩而成的胶状物。味甘咸，性温。归肝、肾经。功能补肝肾，益精血。功效虽不如鹿茸之峻猛，但比鹿角为佳，并有良好的止血作用。适用于肾阳不足，精血亏虚，虚劳羸瘦，吐衄便血、崩漏之偏于虚寒者，以及阴疽内陷等。用开水或黄酒加温烊化服，或入丸、散膏剂。阴虚火旺者忌服。

鹿角霜为鹿角熬膏所存残渣。味咸性温，归肝、肾经。功能补肾助阳，似鹿角而力较弱，但具收敛之性，而有涩精、止血、敛疮之功。内服治崩漏、遗精，外用治创伤出血及疮疡久溃不敛。外用适量。阴虚火旺者忌服。

**10. 麻黄与麻黄根**

（1）相同点：二药同出一源，均来自于麻黄科植物草麻黄、中麻黄或木贼麻黄。

（2）不同点：麻黄以其地上草质茎入药，功善发汗，以发散表邪为用，临床上用于外感风寒表实证；麻黄根以其地下根及根茎入药，功善止汗，以敛肺固表为用，为止汗之专药，内服、外用于各种虚汗。

**11. 莲须、莲房、莲子心、荷叶、荷梗**

（1）相同点：以上五药均来自睡莲科植物莲，只是部位有异。

（2）不同点：莲须为莲花中的雄蕊。味甘、涩，性平。功能固肾涩精。主治遗精、滑精、带下、尿频。

莲房为莲的成熟花托。味苦、涩，性温。功能止血化瘀。主治崩漏、尿血、痔疮出血、产后瘀阻、恶露不尽。炒炭用。

莲子心为莲子中的青嫩胚芽。味苦，性寒。功能清心安神，交通心肾，涩精止血。主治热入心包，神昏谵语；心肾不交，失眠遗精；血热吐血。

荷叶为莲的叶片。味苦、涩，性平。功能清暑利湿，升阳止血。主治暑热病证、脾虚泄泻和多种出血证。

荷梗为莲的叶柄及花柄。味苦，性平。功能通气宽胸，和胃安胎。主治外感暑湿、胸闷不畅、妊娠呕吐、胎动不安。

**12. 酒炙黄连、姜汁炙黄连、吴茱萸炙黄连**

（1）相同点：以上三药均为毛茛科植物黄连、三角叶黄连或云连的干燥根茎，只是炮制方法不同。

（2）不同点：酒黄连善清上焦火热，多用于目赤肿痛、口疮；姜黄连善清胃和胃止呕，多用治寒热互结，湿热中阻，痞满呕吐；萸黄连善舒肝和胃止呕，多用治肝胃不和之呕吐吞酸。

**13. 生姜、干姜、炮姜**

（1）相同点：三药均为姜科植物姜的根茎，均能温中散寒，适用于脾胃寒证。由于鲜干质量不同与炮制方法不同，其性能亦异。

（2）不同点：生姜长于散表寒，又为呕家之圣药；干姜偏于祛里寒，为温中散寒之至药；炮姜善走血分，长于温经而止血。

**14. 鲜地黄、生地黄、熟地黄**

（1）相同点：三药均为玄参科植物地黄的干燥块根，只是鲜、干和炮制方法有异。

（2）不同点：均有养阴生津之功，而治阴虚津亏诸证。鲜地黄甘苦大寒，滋阴之力虽弱，但长于清热凉血，泻火除烦，多用于血热邪盛，阴虚津亏证；生（干）地黄甘寒质润凉血之力稍逊但长于养心肾之阴，故血热阴伤及阴虚发热者宜之；熟地黄性味甘温，入肝肾而功专养血滋阴，填精益髓，凡真阴不足，精髓亏虚者，皆可用之。

**15. 枯芩与子芩**

（1）相同点：两药均为唇形科植物黄芩的干燥根，只是生长时间不同。

（2）不同点：枯芩为黄芩生长年久的宿根，中空而枯，体轻主浮，善清上焦肺火，主治肺热咳嗽痰黄；子芩为黄芩生长年少的子根，体实而坚，质重主降，善泻大肠湿热，主治湿热泻痢腹痛。

**16. 青翘、老翘、连翘心**

（1）相同点：三药均为木犀科植物连翘的干燥果实，临床有青翘、老翘及连翘心之分，是采收时间和部位不同。

（2）不同点：秋季果实初熟尚带绿色时采收，除去杂质、蒸熟，晒干习称"青翘"，其清热解毒之力较强；秋季果熟透时采收，晒干，除去杂质，习称"老翘"，长于透热达表，而疏散风热；青翘采得后即蒸熟晒干，筛取籽实，即为"连翘心"，长于清心泻火，常用治邪入心包的高热烦躁、神昏谵语等证。

**17. 陈皮与青皮**

（1）相同点：陈皮、青皮皆可理中焦之气而健胃，用于脾胃气滞之脘腹胀痛，食积不化等症。

（2）不同点

**陈皮：**性温而不峻，行气力缓，偏入脾肺，长于燥湿化痰，用于痰饮停滞肺胃之咳嗽气喘、呕哕、腹痛、泄泻。

**青皮：**性较峻烈，行气力猛，苦泄下行，偏入肝胆，能疏肝破气，散结止痛，消积化滞，主治肝郁乳房胀痛或结块，胁肋胀痛，疝气疼痛，食积腹痛，癥瘕积聚等症。

# 第三节　名称相似而功用不同药物的比较

**1. 柴胡与银柴胡**

（1）相同点：两药名称相似且均有退热之功。

（2）不同点：银柴胡能清虚热，除疳热，尤善治疗阴虚发热、小儿疳热；而柴胡能发表退热，善治外感发热、邪在少阳之往来寒热。

**2. 黄连与胡黄连**

（1）相同点：两药名称相似且均为苦寒清热燥湿之品，善除胃肠湿热，同为治湿热泻痢之良药。

（2）不同点：胡黄连善退虚热、除疳热；而黄连则善清心火、泻胃火，为解毒要药。

**3. 羌活与独活**

（1）相同点：两药均能祛风湿，止痛，解表，以治风寒湿痹，风寒挟湿表证，头痛。

（2）不同点

**羌活**：性较燥烈，发散力强，常用于风寒湿痹，痛在上半身者，疗头痛因于风寒者。

**独活**：性较缓和，发散力较羌活为弱，多用于风寒湿痹在下半身者，治头痛属少阴者。若风寒湿痹，一身尽痛，两者常配伍应用。

**4. 络石藤与海风藤**

（1）相同点：两药均能祛风通络，常用于风湿所致的关节屈伸不利，筋脉拘挛及跌打损伤。

（2）不同点

**海风藤**：性微温，适用于风寒湿痹，肢节疼痛，筋脉拘挛，屈伸不利者。

**络石藤**：性微寒，尤宜于风湿热痹，筋脉拘挛，腰膝酸痛者。

**5. 猪苓与茯苓**

（1）相同点：两药均利水消肿，渗湿，用治水肿，小便不利等证。

（2）不同点：猪苓利水作用较强，无补益之功。而茯苓性平和，能补能利，既善渗泄水湿，又能健脾宁心。

**6. 白茅根与芦根**

（1）相同点：两药均能清肺胃热而利尿，治疗肺热咳嗽、胃热呕吐和小便淋痛，且常相须为用。

（2）不同点：然白茅根偏入血分，以凉血止血见长；而芦根偏入气分，以清热生津为优。

**7. 代赭石与磁石**

（1）相同点：两药均为铁矿石类重镇之品，均能平肝潜阳、降逆平喘，用于肝阳上亢之眩晕及气逆喘息之证。

（2）不同点：代赭石主入肝经，偏重于平肝潜阳、凉血止血，善降肺胃之逆气而止呕、止呃、止噫；磁石主入肾经，偏重于益肾阴而镇浮阳、纳气平喘、镇惊安神。

**8. 白术与苍术**

（1）相同点：白术与苍术，古时统称为"术"，后世逐渐分别入药。二药均具有健脾与燥湿两种主要功效。

（2）不同点：白术以健脾益气为主，宜用于脾虚湿困而偏于虚证者；苍术以苦温燥湿为主，宜用于湿浊内阻而偏于实证者。此外，白术还有利尿、止汗、安胎之功，苍术还有发汗解表、祛风湿及明目作用。

**9. 白芍与赤芍**

（1）相同点：两药均有止痛之功，可用治疼痛病证。

（2）不同点：在功效方面，白芍长于养血调经，敛阴止汗，平抑肝阳；赤芍则长于清热凉血，活血散瘀，清泄肝火。在应用方面，白芍主治血虚阴亏，肝阳偏亢诸证；赤芍主治血热、血瘀、肝火所致诸证。白芍长于养血柔肝，缓急止痛，主治肝阴不足，血虚肝旺，肝气不舒所致的胁肋疼痛、脘腹四肢拘挛作痛；而赤芍则长于活血祛瘀止痛，主治血滞诸痛证，因能清热凉血，故血热瘀滞者尤为适宜。

**10. 北沙参与南沙参**

（1）相同点：两药均以养阴清肺、益胃生津（或补肺胃之阴，清肺胃之热）为主要功效用治肺、胃阴虚证。

（2）不同点：北沙参清养肺胃作用稍强，肺胃阴虚有热之证较为多用。而南沙参尚兼益气及祛痰作用，较宜于气阴两伤及燥痰咳嗽者。

**11. 天冬与麦冬**

（1）相同点：两药既能滋肺阴、润肺燥、清肺热，又可养胃阴、清胃热、生津止渴，对于热病伤津之肠燥便秘，还可增液润肠以通便。

（2）不同点

**天冬：** 苦寒之性较甚，清火与润燥之力强于麦冬，且入肾滋阴，还宜于肾阴不足，虚火亢旺之证。

**麦冬：** 微寒，清火与滋润之力虽稍弱，但滋腻性亦较小，且能清心除烦，宁心安神，又宜于心阴不足及心热亢旺之证。

**12. 龟甲与鳖甲**

（1）相同点：两药均有滋养肝肾之阴、平肝潜阳之功。均宜用于肾阴不足，虚火旺盛之骨蒸潮热、盗汗、遗精及肝阴不足，肝阳上亢之头痛、眩晕等症。

（2）不同点：龟甲善于滋肾，鳖甲善于退虚热。此外，龟甲还兼有补血、健骨、养心等功效，还常用于肝肾不足，筋骨痿弱，腰膝酸软，妇女崩漏、月经过多及心血不足，失眠健忘等证。鳖甲还兼软坚散结作用，长于治疗癥瘕积聚。

**13. 菊花与野菊花**

（1）相同点：野菊花与菊花为同科植物，均有清热解毒之功，用治痈肿疮疡。

（2）不同点

**野菊花：** 苦寒之性尤著，长于解毒消痈，疮痈疔毒肿痛多用之。

**菊花：** 辛散之力较强，长于清热疏风，上焦头目风热多用之。

**14. 木香与青木香**

（1）相同点：两药均有行气止痛之功，均可用治脘腹胁肋胀痛，泄泻或呕吐，以及泻痢、里急后重等症。

（2）不同点

**木香：** 辛散苦降，芳香温通，主入脾胃，通理三焦，而尤擅调中宣滞，脾胃气滞而有寒者用之最宜，并可用治黄疸，疝气疼痛等症。

**青木香：** 辛散苦泄，微寒清热，主入肝胃，兼能解毒消肿祛湿，肝胃气滞而兼热者用之最宜，尤善治夏季饮食不洁所致的泻痢腹痛。

**15. 五加皮与香加皮**

（1）相同点：两者均能祛风湿，强筋骨。

（2）不同点：南、北五加皮科属不同，功效也有不同。南五加皮无毒，祛风湿、补肝肾，强筋骨作用较好；北五加皮有强心利尿作用，有毒，故两药临床不可混用。

**16. 川牛膝与怀牛膝**

（1）相同点：两者均能活血通经、补肝肾、强筋骨、利尿通淋、引火（血）下行。

（2）不同点：川牛膝长于活血通经，怀牛膝长于补肝肾、强筋骨。

**17. 川贝母与浙贝母**

（1）相同点：两药均有清热化痰止咳，散结消痈之功，用治热痰咳嗽以及瘰病、疮毒、乳痈、肺痈等。

（2）不同点：川贝母以甘味为主，性偏于润，肺热燥咳，虚劳咳嗽用之为宜；浙贝母以苦味为主，性偏于泄，风热犯肺或痰热郁肺之咳嗽用之为宜。至于清热散结之功，川、浙二贝共有，但以浙贝为胜。

# 第四节　主治相似药物的比较

**1. 痛证（木香、香附、乌药、川楝子、延胡索、吴茱萸、细辛、白芷）**

**木香**辛散香燥，善行脾胃气滞，为行气调中止痛之佳品，对脾胃气滞的脘腹胀痛、泻痢后重效果较好。

**香附**味辛、微甘、微苦，性平，长于疏肝理气、调经止痛，多用于肝气郁滞之胸胁胀痛、月经不调、痛经等。

**乌药**辛散温通，长于散寒止痛，凡寒郁气滞胸胁脘腹胀痛、疝痛、痛经，均可使用。

**川楝子**苦寒降泄，既可清肝火，又能行气止痛，善于治疗肝郁气滞或肝郁化火胸腹诸痛。

**延胡索**辛散温通，是活血行气止痛的佳品，前贤谓之"行血中之气滞，气中血滞，故能专治一身上下诸痛"。为常见止痛药，无论何种痛证，均可配伍应用。

**吴茱萸**性热可祛寒，主入厥阴，既可散肝经的寒邪，又可疏理肝气之郁滞，为治疗肝寒气滞诸痛之主药。

**细辛**辛香走窜，功擅宣泄郁滞，上至巅顶，九窍咸通，长于祛风散寒，且止痛之力甚强，尤其适宜于风寒所致头痛、牙痛、痹痛等多种寒痛证。

**白芷**辛散温通，主入阳明经，故阳明经眉棱骨痛及牙龈肿痛尤其多用。

**2. 呕吐（半夏、砂仁、广藿香、竹茹、生姜、吴茱萸、丁香、旋覆花、黄连、枇杷叶、芦根、代赭石、柿蒂）**

**半夏**味辛性温，长于燥湿化痰、降逆止呕，适用于痰饮、胃寒呕吐。

**砂仁**辛散温通，芳香化湿、理气调中止呕，适用于湿阻或气滞所致的脾胃不和、恶心呕吐。

广藿香味辛性温，为芳化湿浊、止呕的要药，适用于湿浊中阻之呕吐。

竹茹味甘性微寒，能清胃止呕，适用于胃热呕吐。

生姜药性辛温，长于温中止呕，适用于胃寒呕吐。

吴茱萸辛散苦泄，性热祛寒，主要用于肝胃虚寒，浊阴上逆之头痛、呕吐涎沫，及肝胃不和之胁痛、呕吐、吞酸。

丁香味辛性温，能温暖脾胃而降逆气，为治虚寒呃逆的要药，善用于胃寒呃逆、呕吐。

旋覆花主要用于痰湿内阻及脾胃虚寒所引起的呕吐，噫气，心下痞满作呕，呃逆，及妊娠恶阻。

黄连、枇杷叶、芦根、竹茹，均清热止呕，主要用于胃热呕吐，呃逆，干呕，妊娠呕吐等。

代赭石苦寒，善镇逆气，为重镇降逆之要药，既能降上逆之胃气而止呕、止呃，常用于胃气逆的呕吐、呃逆、噫气不除。

柿蒂（平）性平，为降逆止呃之要药，治疗呃逆，无论寒热虚实，均可配伍使用。

**3. 胎动不安（紫苏、黄芩、桑寄生、艾叶、白术、砂仁、杜仲、续断、菟丝子）**

紫苏理气安胎，主治胎气上逆胎动不安。

黄芩清热安胎，主治怀胎蕴热胎动不安。

桑寄生补肝肾安胎，主治肝肾亏虚胎动不安。

艾叶温经止血安胎，主治下焦虚寒冲任不固之胎动不安。

白术补气健脾安胎，主治脾虚胎动不安。

砂仁功能行气和中安胎，常用于胃失和降而导致的妊娠恶阻。

杜仲补肝肾，固冲任而安胎，用于肝肾亏虚、冲任不固导致的妊娠下血、胎动不安。

续断补益肝肾，调理冲任，止血安胎，常用治肝肾不足、冲任不固所致的胎漏下血、胎动不安或滑胎。

菟丝子补养肝肾，固元安胎，用治肾虚胎元不固，胎动不安、滑胎。

**4. 腹泻、痢疾（黄连、葛根、补骨脂、车前子、砂仁、仙鹤草、肉豆蔻）**

黄连苦寒，清热燥湿，泻火解毒，用于湿热下痢。

葛根味辛升发，能鼓舞脾胃清阳之气上升而奏止泻痢之效，多用治脾虚泄泻。

补骨脂壮肾阳，暖脾阳以止泻，用于脾肾阳虚五更泄泻。

车前子渗利水湿，利小便以实大便，用于暑湿泄泻。

砂仁芳香化湿，温中行气，多用治脾胃虚寒，湿阻气滞之泄泻。

仙鹤草药性涩平，既能收敛止血，又能涩肠止泻止痢，适用于血痢及久病泻痢。

肉豆蔻辛温之中带有涩性，主入中州，能温暖脾胃、固涩大肠而止泻痢，为治疗虚寒性泻痢的要药。

**5. 闭证神昏（麝香、冰片、苏合香、石菖蒲）**

麝香辛温，气极香，走窜之力强，为醒神回苏的要药，可用于多种原因所致的闭证神昏，无论寒闭、热闭，皆可用之。

**冰片**味辛气香，性偏寒凉，为凉开之品，宜用于热病神昏。

**苏合香**辛香气烈，长于温通，其开窍醒神之效更宜于治疗寒闭神昏，为治疗面青、身凉、苔白、脉迟之寒闭神昏的要药。

**石菖蒲**辛开苦燥温通，芳香走窜，兼有化湿、豁痰、辟秽之效，擅长治疗痰湿秽浊之邪蒙蔽清窍所致之神志昏乱诸证。

**6. 乳汁不通（漏芦、路路通、木通、通草、穿山甲、王不留行）**

**漏芦**味苦性寒，为治疗乳痈的良药，除治乳汁不通外，又能清热解毒，消痈散结治痈疮肿毒，乳痈肿痛。

**路路通**用于乳汁不通，乳房胀痛外，又能祛风通络利水，用治风湿痹痛，肢体麻木，风疹瘙痒。

**木通**利水通淋，又能泄热，故除治乳汁不通外，又可用于湿热淋证，心火上炎或下移小肠的口舌生疮（长于清心火），湿热痹痛。

**通草**亦可通气下乳，清热利水。除治乳汁不通外，又可用于淋证，湿温病，小便不利。

**穿山甲**功善活血通经，搜风通络，消肿排脓，除治乳汁不通外，又可用于血滞经闭，痛经，产后瘀滞腹痛，癥瘕积聚，风湿痹痛，痈肿，瘰疬。

**王不留行**活血通经，下乳消肿，利尿通淋。除治乳汁不通外，又可用于血滞经闭，痛经，产后瘀滞腹痛，淋证。

**7. 大便秘结**

（1）种仁类（火麻仁、郁李仁、桃仁、杏仁、瓜蒌仁、柏子仁、核桃仁）

**火麻仁**甘平，质润多脂，又兼滋养补虚，常用于老人、产妇及津血不足的肠燥便秘。

**郁李仁**润肠之中兼可行大肠之气滞，故多用于肠燥便秘而同时存在大肠气滞之证者。

**桃仁、杏仁**均可润肠通便，宜治津枯肠燥便秘。

**瓜蒌仁**质润多脂，润燥滑肠通便。适用于津液不足，肠燥便秘。

**柏子仁**亦富含油脂，有润肠通便之功，治疗阴虚血亏，老年及产后等肠燥便秘者。

（2）种子类（牛蒡子、决明子、苏子）

**牛蒡子**滑润肠通便，还可清热解毒，故痈肿疮毒、丹毒、痄腮、喉痹等证兼有大便秘结不通者尤为适宜。

**决明子**清热润肠通便，多用于内热肠燥或津亏肠燥之大便秘结。

**紫苏子**质润多油，善降肺气以助大肠之传导，故有润肠通便的效果。

注意：有一些子仁类不仅没有润肠通便作用，反而可以止泻，包括砂仁、益智仁、薏苡仁、车前子、菟丝子、莲子、五倍子、五味子、诃子、金樱子。

（3）其他（知母、生地黄、玄参、肉苁蓉、当归、何首乌）

**知母**上能清肺润肺，中能泻胃生津，下能滋肾降火，性能以"清润"为贵，故可治疗肠燥便秘。

**生地黄**味苦甘，性寒，为清热凉血、养阴生津的要药，宜用治热病阴液耗伤之口渴、肠燥便秘。

**玄参**功善清热滋阴润燥，治疗热病伤津、肠燥便秘。

**肉苁蓉**补肾阳，益精血，润肠通便，多用于肾阳不足，精血亏虚的肠燥便秘。

**当归**为补血良药，又可润肠通便，用治年老体弱、妇女产后血虚津枯之肠燥便秘。

**何首乌**长于补益精血，润肠通便，多用于年老体弱、久病血虚之肠燥便秘。

**8. 咽喉不利或疼痛（蝉蜕、马勃、桔梗、胖大海、诃子）**

**蝉蜕**善于疏散风热，利咽开音，主要用于外感风热，温病初起的音哑咽痛。

**马勃**力在清肺解毒，疏散风热，利咽开音，多用于风热、肺热咽痛音哑。

**桔梗**宣肺化痰，利咽开音，用于痰热壅盛咽痛音哑较为适宜。

**胖大海**清肺化痰，利咽开音，对于肺热，痰热之咽痛声嘶常为习用之品。

**诃子**重在敛肺开音，主要治疗肺虚之久咳的失音。

**9. 头痛（白芷、羌活、藁本、独活、吴茱萸、细辛、川芎、白附子、蜈蚣、全蝎）**

**白芷**主入阳明胃经，善治阳明头痛，特点为疼痛在前额连及眉棱骨者。

**羌活**以除头项、肩背之痛见长，故太阳经头痛尤为多用。

**藁本**善达巅顶，善治巅顶疼痛。

**独活**长于治疗少阴伏风头痛、牙痛等。

**吴茱萸**功能散寒止痛，疏肝解郁，宜治厥阴头痛。

**细辛**长于解表散寒，且止痛之力较强，多用于风寒头痛、少阴头痛。

**川芎**活血行气，祛风止痛，为治头痛之要药，凡是头痛不论风寒、风热、风湿、血瘀等均可应用。

**白附子**既可祛痰，又可止痛，常用于肝风夹痰上扰之头痛、眩晕等证。

**蜈蚣、全蝎**性善走窜，止痛力强，可用于各种偏正头痛。

# 主要参考书目

［1］刘春生.药用植物学［M］.10版.北京：中国中医药出版社，2016.

［2］熊耀康，严铸云.药用植物学［M］.2版.北京：人民卫生出版社，2016.

［3］严玉平.药用植物学简明教程［M］.北京：中国中医药出版社，2018.

［4］康廷国.中药鉴定学［M］.10版.北京：中国中医药出版社，2016.

［5］龚千锋.中药炮制学［M］.10版.北京：中国中医药出版社，2016.

［6］钟赣生.中药学［M］.10版.北京：中国中医药出版社，2016.

［7］钟赣生，张建军.中药饮片辨识基本技能实训［M］.北京：中国中医药出版社，2013.